Emil Zimmermann

Kulturelle Mißverständnisse in der Medizin

Bücher aus verwandten Sachgebieten

Guardiola/Gruber
Wie sagt's der Arzt auf Deutsch, Englisch, Französisch, Italienisch, Türkisch, Russisch, Spanisch, Serbokroatisch, Albanisch?
(ISBN 3-456-83409-8)

Breakwell
Aggression bewältigen – Umgang mit Gewalttätigkeit in Klinik, Schule und Sozialarbeit
(ISBN 3-456-83001-7)

Grahmann/Gutwetter
Konflikte im Krankenhaus
(ISBN 3-456-82732-6)

Leuzinger/Luterbacher
Mitarbeiterführung im Krankenhaus
(ISBN 3-456-82387-8)

Meichenbaum/Turk
Therapiemotivation des Patienten
(ISBN 3-456-82282-0)

Bauer
Die Privatsphäre der Patienten
(ISBN 3-456-82686-9)

Peseschkian/Jork
Salutogenese oder: Was macht uns krank?
(ISBN 3-456-83086-6)

Watzlawick/Beavin/Jackson
Menschliche Kommunikation – Formen, Störungen, Paradoxien
(ISBN 3-456-82825-X)

Weinhold
Kommunikation zwischen Patienten und Pflegepersonal
(ISBN 3-456-82842-X)

Flammer
Einführung in die Gesprächspsychotherapie
(ISBN 3-456-82863-2)

Hall
Publish or Perish – Wie man einen wissenschaftlichen Beitrag schreibt, ohne die Leser zu langweilen oder die Daten zu verfälschen
(ISBN 3-456-82884-5)

Emil Zimmermann

Kulturelle Mißverständnisse in der Medizin

Ausländische Patienten besser versorgen

Verlag Hans Huber
Bern · Göttingen · Toronto · Seattle

Anschrift des Autors:

Prof. Dr. Emil Zimmermann
Reichsgrafenstr. 4
D-79102 Freiburg

Umschlagabbildung: Straßenszene im
Istanbuler Stadtteil Beyazid.
Aufnahme: Siegfried Bartels

Die deutsche Bibliothek - CIP-Einheitsaufnahme

Zimmermann, Emil:
Kulturelle Mißverständnisse in der Medizin : ausländische Patienten besser versorgen / Emil Zimmermann. - Bern ; Göttingen ; Toronto ; Seattle : Huber, 2000
ISBN 3-456-83378-4

Lektorat: Klaus Reinhardt
Herstellung: Peter E. Wüthrich
Satz und Litho: MediaWork GmbH, Bern
Druck: Kösel GmbH & Co., Kempten
Printed in Germany

Inhalt

Vorwort

Aufgrund realitätsverkennender Annahmen der Politik, nach denen die Bundesrepublik Deutschland kein Einwanderungsland sei, sind (finanziell sehr aufwendige) repräsentative Forschungen zur gesundheitlichen Lage der hier lebenden Arbeitsmigranten sowie deren Einstellungen zur Krankheit und ihr Verhalten im Kranksein bisher nicht oder nur in sehr beschränktem Umfang und auch nur in regionalen Bereichen möglich gewesen. So mußte sich auch die vorliegende Arbeit zu diesem Problem weitgehend auf Untersuchungen stützen, die im Klinikum der Universität Freiburg vorgenommen wurden. Die Durchführung lag dabei in Händen einer speziellen Institution, die fast zwanzig Jahre lang am Klinikum und vor allem an der Universitätskinderklinik für die sozial- und ethnomedizinische Versorgung und psychosoziale Betreuung ausländischer Patienten zuständig war. Es handelt sich somit um die längsten Studien, die in teilnehmender Beobachtung an einem deutschsprachigen Klinikum durchgeführt wurden.

Die umfangreichste empirische Untersuchung: «Das Krankheits- und Therapieverständnis türkischer Migranten in der Bundesrepublik Deutschland am Beispiel der Eltern von türkischen Patientenkindern in der Universitätskinderklinik Freiburg» wurde von der Robert Bosch Stiftung großzügig finanziert. Ohne diese Hilfe hätte eine derart lang angelegte Untersuchung nicht verwirklicht werden können. Die Ergebnisse haben entscheidend die bis dahin gemachten Erkenntnisse entweder bestätigt oder zu entsprechenden Modifikationen geführt, was letztendlich der adäquaten Versorgung und Betreuung ausländischer Patienten diente. Wir sind daher der Robert Bosch Stiftung, Stuttgart, zu ganz besonderem Dank verpflichtet.

Neben diesen Ergebnissen floß in die vorliegende Darstellung sowohl die in persönlicher praktischer Klinikarbeit gemachte Erfahrung mit kranken ausländischen Migranten ein, als auch die eigenen wissenschaftlichen Feldforschungen zum soziokulturellen Hintergrund der Herkunftsgesellschaften der ausländischen Patienten und auch die Untersuchungen der auf diesem Gebiet arbeitenden Kollegen. Diese werden, wo immer möglich, eingehend zitiert, damit die Adressaten dieses Buches, vor allem die Angehörigen der ärztlichen und pflegerischen Institutionen, ihren Wissensdurst ausweitend befriedigen können. Was diese, heute weniger übliche Form des genauen und umfassenden Verweises auf andere Autoren anbelangt, kann ich mich uneingeschränkt der Ausführung meines verehrten Lehrers und väterlichen Freundes, Prof. Dr. W. E. Mühlmann, anschließen: «Das Buch ist reichlich mit Literaturangaben und Zitaten gespickt. ‹Moderner› wäre gewiß das Verfahren mancher Zeitgenossen: Vorgänger und Mitstreiter keusch zu verschweigen und den Eindruck hervorzurufen, als habe man alle Einsichten aus des egozentrischen Busens Tiefe geschöpft... Es macht mir Freude in Zusammenhängen zu stehen und Zusammenhänge sichtbar zu machen.» (Mühlmann 1962 : 1). Und in «Zusammenhängen» stand und stehe auch ich immer sehr gerne, vor allem mit meinen Patienten und meinen Kollegen, denen ich viele Erkenntnisse aber auch tief prägende mitmenschliche Erfahrung verdanke und in deren fruchtbarem «Zusammenhang» ich auch weiterhin sehr gerne stehe.

Freiburg im Breisgau
im August 1999
Emil Zimmermann

1. Einleitung

Formen spezifischen Handelns und Verhaltens ausländischer Patienten in den medizinischen Institutionen, insbesondere in der stationären Versorgung und Pflege in deutschen Krankenhäusern zu beschreiben – ihre Vorstellungen von Krankheit und Kranksein, ihre Art und Weise des Erlebens und Erleidens ihrer Erkrankung und ihre entsprechenden Krankheitsäußerungen – impliziert immer eine problematische Verallgemeinerung. Da es *den* Patienten und *das* Patientenverhalten an sich nicht gibt, kann es auch *den* ausländischen Patienten und dessen spezifisches Verhalten nicht geben.

Andererseits nun gibt es aber seit der Etablierung der wissenschaftlichen westlichen Medizin, vor allem aber der Sozial- und Ethnomedizin sowie der Medizinsoziologie, auch Darstellungen aus der medizinischen Praxis und später auch aus empirischen Untersuchungen über Patienten im Krankenhaus. Und seit Beginn der Migration südeuropäischer, kleinasiatischer und nordafrikanischer Arbeiter nach Mittel- und Nordeuropa wurde auch über deren spezifische Erkrankungen berichtet und diese untersucht.

Besonderen Raum beanspruchten dabei insbesondere die – im Vergleich mit deutschen Patienten – sehr unterschiedlichen Formen ihres Krankheitsverstehens und Krankheitsverhaltens, die daher häufig zu Mißverständnissen in der Arzt-Patient-Interaktion führten und dementsprechend auch zu Fehldiagnosen und Fehltherapien. Aber auch die Interaktionen zwischen den Pflegekräften in den deutschen Krankenhäusern und ihren ausländischen Patienten wurden ursprünglich und werden auch heute noch, nicht selten als mißverständlich, ja selbst als konfliktträchtig beschrieben.

Dabei handelte es sich keineswegs etwa um hier unbekannte Tropenkrankheiten oder um solche Erkrankungen, die nur regional von Bedeutung sind, aber hier eingeschleppt aufgrund ungenügender Resistenzen zu einem epidemischen Risiko werden könnten, wie ursprünglich immer wieder befürchtet wurde. Abgesehen von wenigen hereditären Bluterkrankungen, die nur in den Anrainerstaaten des Mittelmeers auftreten und hier unter der ausländischen Population nur äußerst selten diagnostiziert wurden, konnten sogenannte «exotische» Erkrankungen weder bei ausländischen Kindern noch bei Erwachsenen festgestellt werden.

Vielmehr resultierten die Schwierigkeiten in der medizinischen Versorgung und pflegerischen Betreuung ausländischer Patienten einmal daraus, daß die in ihrem Krankheitsangebot gemachten Angaben entweder in nosologischer Hinsicht unverständlich waren oder der Umfang der Symptompräsentation in keinem Verhältnis stand zur diagnostizierten Erkrankung.

So werden magische Beeinflussungen angegeben mit archaisch-mythischen Inhalten, die sich in spezifischen Krankheitsbildern darstellen und durch böse Geister, durch verschiedene Zauberpraktiken oder den bösen Blick verursacht sein sollen.

Andererseits können aber auch medizinisch-nosologisch eindeutig definierte Erkrankungen in den Herkunftsgesellschaften der ausländischen Patienten einen völlig verschiedenen Stellenwert besitzen.

So können etwa Erkrankungen, die in den Residenzgesellschaften aufgrund ihres hochspezialisierten Medizinsystems nur noch banalen Charakter haben, für unsere ausländischen Patienten oder Patienteneltern als schwere oder gar lebensbedrohliche Krankheiten verstanden und dementsprechende Therapieformen gefordert werden, die völlig inadäquat wären. Wenn sie daher auch nicht angewandt werden, kann es nicht nur zu Mißverständnissen kommen, sondern auch zu einem Vertrauensverlust, zu mangelhafter Compliance und selbst zu Behandlungsabbrüchen.

Entsprechend den unterschiedlichen Vorstellungen von den Krankheitsursachen, den Wirkungen und Therapien der Krankheiten sind denn auch die Formen des Krankheitserlebens und des Äußerns des Krankseins unserer ausländischen Patienten allgemein sehr verschieden.

Denn ebensowenig, wie es bedeutungsidentische Konzepte der Krankheiten gibt, sondern, selbst bei universell existierenden Erkrankungen, immer nur kulturell geprägte Formen und Erscheinungsbilder, ist auch das Kranksein kulturell geprägt. Es ist im Sozialisations- und Enkulturationsprozeß des Individuums erlernt und internalisiert und wird so zum normativ verbindlichen Handeln und Sichverhalten.

Wie sich ein Kranker im Zustand seines Krankseins verhält, kann dementsprechend von Gesellschaft zu Gesellschaft äußerst verschieden sein. So kann in einer Gruppe das Äußern von körperlichen oder seelischen Mißbefindlichkeiten und selbst von starken Schmerzen geradezu tabuisiert sein, während in anderen Gruppen seine Nöte, Leiden und Schmerzen zu äußern sogar sozial stimuliert wird und die Art und Weise wie dies geschieht normativ rituell festgelegt ist.

Natürlich sind solche so tief verinnerlichten Verhaltensmuster nicht beliebig zu modifizieren oder an andere anzupassen, zudem sie ja auch als die echten, die einzig richtigen, ja als die menschlichsten verstanden werden.

Daß ausländische Patienten in unseren medizinischen Institutionen sich natürlich entsprechend ihrer traditionellen Krankenrolle verhalten, sollte einleuchten. Da nun aber auch in unserer Gesellschaft die Pattern des Handelns und Sichverhaltens im Kranksein erlernt sind, als die einzig richtigen verstanden und vom Patienten erwartet werden, kommt es üblicherweise zu mehr oder minder starken Kollisionen, wenn ausländische Patienten diesen Forderungen nicht genügen können.

Damit diese Verhaltensdiskrepanzen jedoch nicht schlechthin zu Konflikten führen müssen, ist es notwendig, vor allem einmal die kultur- und gesellschaftsspezifische Relativität des Krankheitsverhaltens und Krankheitsäußerns zu akzeptieren.

Zum anderen werden die Beziehungen auf der Grundlage unterschiedlicher Krankheitsverhaltensmuster ganz erheblich erleichtert, wenn zudem die soziokulturellen Hintergründe, die diese Verhaltensmuster bedingen, zureichend bekannt sind. Damit in der medizinischen Versorgung und pflegerischen Betreuung ausländischer Patienten, trotz erheblich unterschiedlicher Auffassungen von Krankheit und Kranksein und von den entsprechenden Verhaltens- und Äußerungsweisen, die Beziehungen nicht immer wieder durch erhebliche Mißverständnisse oder gar Konflikte geprägt sein müssen, soll die vorliegende Arbeit durch Erhellung der entsprechenden Konfliktpotentiale und der Darstellung von Vermeidungsstrategien zum beiderseitigen besseren Verständnis und zur besseren Kooperation beitragen.

Ziel war es jedoch nicht, dadurch Möglichkeiten aufzuzeigen, wie man ausländische Patienten «pflegeleicht» macht. Vielmehr war es das Anliegen der Arbeit, durch die Darstellung ihrer traditionell geprägten unterschiedlichen Einstellungen, Handelns- und Verhaltensweisen und deren je spezifischen Ursachen und Bedingtheiten das Verständnis für unsere ausländischen Patienten zu vergrößern und durch die Kenntnis dieser Verhältnisse die eigenen Einstellungen zu Krankheit und Kranksein und somit zu Behandlung und Pflege zu überprüfen.

Sicher könnten wir dadurch auch vieles, ja sogar sehr vieles von unseren ausländischen Patienten lernen. Vor allem würde es uns helfen, unsere Vorstellungen von der totalen technischen Machbarkeit und der daraus erwachsenen «Labor- und Apparatemedizin», in der die Patienten, als hilflose Objekte medizinischer Manipulation, weitgehend aus dem Heilprozeß ausgegrenzt sind, zugunsten einer stärkeren Einbeziehung und Zuwendung zum Patienten zu verändern, um so vielleicht doch die immer stärker geforderte ganzheitliche humanere Medizin zu erreichen.

2. Sprache und Verstehen

«Denn die Medizin ist nie stumm und geschieht immer mindestens zwischen zwei Menschen, von denen der eine in Not ist und der andere Hilfe versucht.» (Seidler, 1978: 417)

So sollte es sein. Was aber die Sprache anbelangt, ist dies in vieler Hinsicht nur eine Wunschvorstellung. Obwohl es auch heute noch zu gelten scheint, daß das Gespräch des Arztes mit seinen Patienten ein integrierender Bestandteil seiner Tätigkeit als Helfer ist, wird doch diese so wichtige Beziehung zwischen beiden Partnern immer mehr zugunsten non- verbalen, technikbestimmten Handelns am Patienten reduziert (vgl. Bock, 1982: 177 ff).

Das ärztliche Gespräch bei der Erhebung der Anamnese, bei der Vermittlung von Diagnose, Therapie und Prognose, beschränkt sich daher meist nur noch auf eine sachliche Eruierung und Vermittlung von Fakten, wobei dem Patienten kaum Raum bleibt, sein Erleben und Empfinden der Krankheit, seine Leiden, Nöte und Ängste und die stärkere Rückverweisung auf sich und seinen Körper im Gespräch mit Hilfe des Arztes aufzuarbeiten.

Selten sind sich Ärzte aber bewußt, wie sehr die «stumme Medizin» den Patienten belastet. Er selbst kann sich nicht mitteilen und erhält keine ausführliche Mitteilung über seinen Zustand, kann keinen Trost und keine Hoffnung auf baldige Heilung erhalten und fühlt sich daher nicht selten nur noch als Objekt medizinischer Manipulation, unverstanden und aus dem Heilprozeß ausgegrenzt.

An ihm arbeitet in einer «Gesundheitsfabrik» eine «Labor- und Apparatemedizin», die ohne sein Zutun und Wissen hinter den Kulissen wirkt und Befunde erhebt und auswertet, die ihm in Symbolen mitgeteilt werden, die ihm unverständlich sind und zu deren Erklärung ihm kaum je ein entsprechendes Gespräch gewährt wird (vgl. auch Menzel, 1986: 12 ff).

Gleichzeitig soll er aber kooperativ sein, «compliant», uneingeschränktes Vertrauen entwickeln in der völligen Auslieferung an die Institution und seine Selbstheilungskräfte stimulieren, die für seinen Gesundungsprozeß unbedingt wichtig sind.

Es verwundert daher nicht, daß aus der mittel- und oberschichtorientierten westlichen Schulmedizin, selbst aus diesen gehobenen sozialen

Rängen, jährlich Hunderttausende zu paramedizinischen Institutionen abwandern, weil sie sich dort besser angenommen und verstanden fühlen.

Es ist einleuchtend, daß darum den unteren Gesellschaftsschichten um so größere Nachteile aus der eingeschränkten Arzt-Patient-Kommunikation erwachsen. Sie sind einerseits, aufgrund ihres restringierten Sprachcodes und ihrer meist mangelnden Gesprächserfahrung, kaum in der Lage, ihre Fragen und Bedürfnisse in der verlangten knappen und sachbezogenen Weise zum Ausdruck zu bringen – vor allem durch ihre affektive Einengung der Urteils- und Kritikfähigkeit in der Ausnahmesitutation ihrer Krankheit. Und andererseits gelingt es ihnen oft nicht, selbst im Gespräch mit sehr zugewandten Ärzten, aus deren Schilderung, meist sehr spezieller medizinischer Sachverhalte, zumindest das Wesentlichste aufzunehmen und zu verarbeiten.

Und sicher ist es um so einleuchtender, wenn schon deutsche Patienten ihre Enttäuschung ausdrücken gegenüber einem der aufwendigsten, umfangreichsten, differenziertesten und sicher auch technisch effizientesten Gesundheitssysteme der Welt, in dem sie immer mehr die unabdingbaren mitmenschlichen Komponenten einer ganzheitlichen Medizin vermissen, daß dieses System den letzten in der sozialen Hierarchie – den ausländischen Patienten – noch mehr Enttäuschung bereiten kann.

Sie, die in ihren Heimatländern nie einen auch nur ähnlichen technischen Aufwand erlebt haben, dafür aber einen sehr hohen mitmenschlichen Einsatz, und dies vor allem über die vielfältigen Formen der Sprache, fühlen sich in einer «stummen Medizin» vernachlässigt, ausgegrenzt, ja oft sogar verachtet. Verbale Kommunikation – das miteinander geführte Gespräch – ist daher für sie von fundamentaler Bedeutung. Und gerade dieser Sachverhalt ist in fast allen Arbeiten über die Interaktion zwischen Arzt und ausländischem Patienten als ganz besonderes Problem angesprochen.

2.1 Sprache in der Beziehung zwischen Arzt/Pflegendem und ausländischem Patient

Sprache und kulturelle Wirklichkeit

Das Kantsche Postulat «Anschauungen ohne Begriffe sind blind» ist die Übertragung seiner Skepsis bezüglich des Wahrheitsanspruchs der menschlichen Sinneswahrnehmung auf die Sprache, die man bis dato als zureichendes Benennen verstanden hat. Und Heidegger konnte zeigen, daß Sprache dem Weltbegriff des einzelnen grundsätzlich vorgesetzt ist und dessen Verhalten zur Wirklichkeit in hochspezifischer Weise beeinflußt (vgl. dazu Halter, 1993: 43 f). Sprache konstituiert Wirklichkeit, durch sie wird Wirklichkeit erfaßt und geordnet, und schließlich kann sie auch die Wirklichkeit verändern, überlagern und sogar weiterentwickeln.

Da wir durch unsere je spezifische Sprache Wirklichkeit konstituieren, verleihen wir der uns umgebenden Welt bestimmte Inhalte und Qualitäten, die die Wirklichkeit an sich nicht besitzt. Indem wir so die natürlichen Vorhandenheiten produktiv umsetzen in Bilder, geben wir ihnen einen spezifischen Sinn und Stellenwert. Wir konstituieren die Umwelt und machen sie so zu «unserer Welt» (vgl. Husserl, 1950, IV: passim).

Aber nicht nur unsere gegenständliche Umwelt, sondern auch all das Geschehen um uns, das natürliche und das soziale, wird von uns durch unsere Vorstellungen, die wir uns davon machen und den damit verknüpften Erwartungen umgestaltet und symbolisch überlagert (vgl. Mühlmann, 1962: 118 ff).

Wie dies nun aber geschieht, unterliegt nicht einem schlechthin objektiven demiurgisch-menschlichen Willensakt, sondern kann von Kultur zu Kultur und in deren jeweiligen Systemen, von Gesellschaft zu Gesellschaft und darin wieder von Schicht zu Schicht und sogar von Individuum zu Individuum verschieden sein.

Mallarmés Feststellung: «Une rose n'est pas une rose», «eine Rose ist keine Rose», soll dies demonstrieren. Das Wort «Rose» erfaßt nämlich nicht die Blume, die es benennt in ihrem «heterogenen Kontinuum» (Weber, 1924: 465; ders. 1973: 170 f; vgl. Henrich, 1952: 9): Es erfaßt nicht ihre Blüte, deren Farbe, ihren Stengel, ihre Wurzeln und Dornen, ihren Duft und ihre Form, eben nicht den ganzen Komplex «Rose». Wir gehen aber immer davon aus, daß wir mit unserer Sprache, mit deren Zeichen, den Worten und Begriffen objektiv die Welt erfassen könnten, identisch in vollem Begriffsumfang, gleichgültig mit welcher Sprache, in welcher Kultur dies geschieht. Darüber hinaus ist, wie Kierkegaard schon früh zeigen konnte (1843: passim) die Reproduzierbarkeit ästhetischer Erlebnisse nicht objektiv möglich. So ist die Rose, die ich gesehen habe und von der ich berichte, keineswegs für den Hörer meines Berichtes – auch, wenn dieser sehr detailreich ist – die genau gleiche Rose, sondern eben nur eine, die er assoziativ aus meiner Beschreibung und seiner Erfahrung konstituiert.

Was wir durch unsere sprachlichen Begriffe verstehen, ist aber nicht nur ein Wort-Verstehen, sondern auch ein Inhalt-Verstehen und letztlich auch ein «Verstehen von Handlungen in ihren situativen Kontexten, das sich durch wechselseitiges Entschlüsseln von Handlungsintentionen und -erwartungen konstituiert» (Dornheim, 1991: 61).

In Bezug auf das interkulturelle Sprechen und Verstehen, wie es in der Interaktion zwischen Arzt und ausländischem Patient üblich und entscheidend ist, sind vor allem Begriffs- und Handlungsverstehen von besonderer Bedeutung, aber auch mit den größten Schwierigkeiten – auf beiden Seiten – belastet. Ortega y Gasset, der spanische Kulturphilosoph und Linguist, hat bereits 1937 in seinem glänzenden Essay «Miseria y esplendor de la traducción», «Elend und Glanz der Übersetzung», auf diese vermeintliche Kongruenz eines Wortes in verschiedenen Sprachen hingewiesen: «Daher ist es utopisch zu glauben, daß zwei Wörter aus zwei verschiedenen Sprachen, die das Wörterbuch als wechselseitige Übersetzung anbietet, sich genau auf die gleichen Gegenstände beziehen. Da die Sprachen in verschiedenen Landschaften und unter dem Einfluß unterschiedlicher Lebensumstände und -erfahrungen entstanden sind, ist ihre Inkongruenz ganz natürlich. Es ist z.B. falsch anzunehmen, der Spanier nenne dasselbe ‹bosque›, was der Deutsche ‹Wald› nennt; und doch behauptet das Wörterbuch, ‹Wald› bedeute ‹bosque›. Trotzdem gibt es einen ungeheuren Unterschied zwischen den beiden Wirklichkeiten. Er ist so groß, daß nicht nur sie selbst, sondern fast alle von ihnen ausgelösten geistigen und gefühlsmäßigen Resonanzen ganz und gar nicht übereinstimmen. Die Konturen der beiden Bezeichnungen decken sich so wenig wie die übereinander kopierten Photographien zweier Personen.» (Ortega y Gasset, 1987: 17 f). Genauso wenig wie ein Spanier unter «bosque» – in dem er mit einem Fahrzeug herumkurven kann, ohne einen Baum zu beschädigen – das gleiche versteht wie ein Deutscher, der sich, wenn er den Begriff «Wald» hört, an die unendlich weiten, dichten und dunklen Wälder seiner Heimat erinnert, genauso wenig wird ein ausländischer Patient das Gleiche unter den Begriffen «krank» und «Krankheit», «Klinik» oder «Kranksein», «Arzt», «Untersuchung», «Diagnose», «Therapie» oder «Schmerzen» und «Medikamente» verstehen. Und dieses oft völlig unterschiedliche Inhaltsverstehen ist unabhängig davon, daß er das jeweilige Wort in seine Sprache übersetzen kann.

Was nun das Handlungsverstehen anbelangt, das sich durch wechselseitiges Entschlüsseln der mit dem Handeln verbundenen Absichten und Erwartungen konstituiert, ist dies nur möglich – insofern es nicht um banalstes allgemein menschliches Handeln geht – wenn die situativen Kontexte, in denen es sich vollzieht, nicht zu sehr von den jeweils gewohnten Konventionen und Erfahrungen der Partner abweichen.

Nun sind aber vor allem in Institutionen wie der Medizin Gespräche in nicht unerheblichem Maße ritualisiert. Teilen dabei die Gesprächspartner ein bestimmtes Vorverständnis und bestimmte Regeln, kommt es zu einem fruchtbaren Kommunikationsverlauf. Da nun aber ausländische Patienten allgemein über keine oder andere Konventionen und Erfahrungen aus dem medizinischen Bereich verfügen und ihnen zudem die hier üblichen Regeln der ritualisierten Kommunikation nicht geläufig sind, kommt es zu den ärztlicher- und pflegerischerseits immer wieder beklagten Situationen, die dann in dem Lamento gipfeln: «Selbst, wenn sie recht gut Deutsch sprechen, verstehen tun sie aber rein gar nichts!»

Erschwert wird die verbale Interaktion zwischen Arzt und ausländischem Patient darüber hinaus noch dadurch, daß die Gesprächspartner üblicherweise von unterschiedlich orientiertem Handeln ausgehen. Die Kommunikationseinstellungen der Beteiligten lassen sich dabei sehr gut mit den von Habermas (1982: 348 ff) aufgezeigten Typen des Handelns fassen (vgl. dazu auch Dornheim, 1991: 65). Im allgemeinen sind ausländische Patienten, mehr noch als deutsche Patienten, von einer «verständigungsorientierten» Einstellung, also von kommunikativem Handeln geleitet, während Ärzte und meist auch das Pflegepersonal von einer «erfolgsorientierten» Einstellung ausgehen.

Während die Patienten beispielsweise bei der Anamneseerhebung auf die Fragen des Arztes nach den festgestellten Symptomen die Antworten meist im Sinne ihres Befindens darstellen und oft auch noch auf entsprechend damit in Verbindung gebrachte historische Sachverhalte und Ereignisse rekurrieren – im Sinne von verständigungsorientierter Kommunikation – muß der Arzt, oft schon aus Zeitmangel, strategisch im Sinne von erfolgsorientierter Einstellung kommunizieren, wodurch das kommunikative Handeln der Patienten scheitern muß und der notwendige Einigungsprozeß über den Zustand der Patienten über Diagnose, Therapie und Prognose verhindert wird.

Ist nun schon die Verständigung in der Arzt-Patient-Kommunikation erheblich erschwert, wenn nicht oft gar verunmöglicht, aufgrund soziokulturell unterschiedlich geprägter Begriffsinhalte medizinisch relevanter Sachverhalte sowie der in der medizinisch verbalen Interaktion existierenden Ritualisierung und letztendlich durch die unterschiedlichen Einstellungen der Gesprächspartner, so wird dies noch zusätzlich erschwert, wenn die Beherrschung der deutschen Sprache auf seiten der ausländischen Patienten so gering ist, daß nicht erst das Inhalts- und Handelnsverstehen, sondern schon das einfache Wortverstehen zum Problem wird.

Sprache und Jargon

Ein Gespräch wird dann reduziert auf das sogenannte «Ausländerdeutsch», auch «Fabrikdeutsch» genannt, auf den Jargon, den Türken «Tarçanka», «Tarzandeutsch» nennen, weil es mehr geschrien, ja gebrüllt wird, wie dies in den lärmenden Fabrikhallen angemessen ist, wo es nur um die Mitteilung simpelster Information geht.

Aber auch überall dort, wo kein «Tarçanka» gesprochen wird, haben sich die Inländer im Kontakt mit Ausländern überwiegend angewöhnt, ihre Sprache auf das vermeintliche Niveau des Ausländers anzupassen. So entsteht «ein Kompromiß zwischen der Version einer Sprache, die ein Ausländer spricht, und des Inländers Version von des Ausländers Sprache, usw., wo jeder die Reproduktion des anderen imperfekt wiedergibt.» (Bloomfield, 1933: 18 f).

Da der überwiegende Teil der hier lebenden Arbeitsmigranten der ersten Generation und teils auch noch der zweiten selbst nach mehreren Jahrzehnten des Aufenthaltes sich immer noch in der nostalgisch verbrämten Rückkehrillusion wiegt – denn eigentlich wollten sie ja nur einige Jahre hier bleiben – war der Erwerb der deutschen Sprache nie die vordringlichste Aufgabe. Man mußte sich umgangssprachlich verständigen können, am Arbeitsplatz, beim Einkaufen und mit der deutschen Nachbarschaft. Ging es um kompliziertere sprachliche Sachverhalte, etwa im Umgang mit den Behörden, suchte man Hilfe bei betreuenden Institutionen oder versierteren Landsleuten oder bei seinen Kindern, und selbst wenn nach Jahren der immer wieder verschobenen Heimkehr das Sprachdefizit bewußt wurde, war doch der schulische Erwerb der deutschen Sprache mit einer sehr hohen eigenen Hemmschwelle besetzt, weil die eigene, meist nur geringe Schulbildung keine Grundlage bot für einen theoretischen Spracherwerb, so daß diese Barriere nicht überwunden werden konnte.

So versuchte man eben, das Nötige in der Praxis von den Deutschen zu erlernen, mit denen man Umgang hatte. Die nun wiederum glaubten, man müsse mit Ausländern – meist völlig undifferenziert – in einem sehr vereinfachten Idiom kommunizieren. Die Gründe dafür reichen von einer höflich zugewandten hilfreichen Einstellung in kurzen, korrekten einfachen Sätzen der Hochsprache bis zu der «Schlag- oder Stichwörterkommunikation»: «Kind krank, Klinik, sofort!», weil man der Meinung ist, man könne dem Ausländer eben nicht mehr zumuten. Herablassender wird diese Jargonform, wenn überwiegend nur Infinitive und Hauptwörter gebraucht werden, da «die ganze Sätze sowieso nicht verstehen»: «Krankheit Kind viel schlimm, Klinik gehen, vorher telefonieren sprechen Arzt, Kind viel krank, wann kommen.»

Und schließlich auch die «Kleinkindchenkommunikation»: «Hallo, heute Essen sehr gut, prima, prima, Lammkotelette, Reis, Gemüse. Aber alles schön aufessen, sonst nicht gesund, immer Krankenhaus bleiben müssen, gell!»[1] Oder: «Hier Waschwasser, schön sauber waschen, nicht vergessen unter Armen und auch Ohren und dann Zähneputzen, dafür anderes Wasser, ich bringen. Dann alles schön frisch, gut riechen, wenn Visite kommt.»

Meist wird diese Art der Rede auch in der «Du-Form» geführt, was aber nicht – wie allzu oft ausgeführt – abwertend oder gar bewußt diskriminierend motiviert ist, sondern – wenn auch unangebracht, ja dümmlich sogar – doch fürsorglich und herzlich gemeint sein kann.

1 Bei diesen und den folgenden Beispielen handelt es sich um Originalzitate aus einer großen Auswahl von Umgangsformen mit ausländischen Patienten, die in der tagtäglichen klinischen Praxis in einem Universitätsklinikum gesammelt wurden.

Auch hat dieses Duzen nichts mit der Intention zu tun, die bei bestimmten Trägern von «Machtpositionen» die Beziehungen zu Ausländern leiten: «Was!, nix Überweisungsschein, dann nix Behandlung, fertig aus!, verstehschd? Was, nachreichen? Nix da, Überweisungsschein, dann Behandlung!, verstehschd? Nein, nix diskutieren. Hier nix orientalischer Basar, hier Krankenhaus!, verstehschd?» Hier wird die in großen Bevölkerungskreisen latent oder bewußt existierende ausländerablehnende oder gar ausländerfeindliche Einstellung auch in einem bestimmten Jargon zum Ausdruck gebracht.

Es ist müßig zu spekulieren, wer zuerst mit diesem Pseudo-Pidgin-Deutsch begonnen hat. Waren es die Ausländer, die in ihrem vergeblichen Bemühen, ein gutes Deutsch zu sprechen, allgemein es nur bis zu diesem Jargon schafften, den die Inländer dann in der Annahme kopierten, Ausländer könnten eben kein besseres Deutsch verstehen, oder waren es die Inländer, die diesen Jargon kreierten, den sie als die adäquate Verständigungsform mit Ausländern erachteten und der dann von letzteren kopiert wurde? Möglicherweise handelt es sich hierbei aber überhaupt nicht um gute Kopien schlechter Sprachen, sondern um universelle Prozesse, wie Untersuchungen zu verschiedenen Sprachen zeigen, die Sprecher einsetzen, wenn sie sich mit Ausländern verständigen müssen, die ihre Sprache nur unzureichend beherrschen oder wenn sie sich selbst in einer Sprache verständigen müssen, die sie nur sehr schlecht sprechen (vgl. auch Meisel, 1975: 9 ff).

Unangemessene Sprachstrategien mit ausländischen Patienten

Weiterhin werden, obwohl es den meisten nicht bewußt ist, in der verbalen Kommunikation von ärztlicher und pflegerischer Seite Strategien eingesetzt, die dem wenig sprachlich kompetenten ausländischen Patienten das Verstehen erleichtern sollen. So werden durchwegs ausländische Patienten wesentlich lauter angesprochen, als ob die Lautstärke das Verstehen erleichtern könnte, die Sprache ist besser akzentuiert, langsamer und häufig wird der Inhalt wiederholt.

Die Patienten wiederum empfinden dieses Verhalten ihnen gegenüber als unpassend, als Befehlssprache und häufig als herabsetzend, weil sie einerseits sehr wohl den Unterschied sehen, wie die Tonlage gegenüber deutschen Patienten ist, wie bei ihnen die Betonung und die Pausenlänge zwischen den Wörtern ist und, vor allem, daß nicht alles wiederholt oder zusätzlich immer wieder nachgefragt wird, ob auch verstanden wurde. Dazu kommt, daß andererseits, entgegen landläufiger Meinung, man sich im Süden Europas und im Orient im gegenseitigen Gespräch sehr viel ruhiger und rücksichtsvoller benimmt, als dies hier der Fall ist – und dies ganz besonders in außergewöhnlichen Situationen, wie sie Arzt-Patient-

Interaktionen darstellen. Daß dabei der Patient ganz besonders aufmerksam ist und auch dem Arzt, verbal oder non-verbal, signalisiert, daß er verstanden hat, ist selbstverständlich und muß nicht vom Arzt ununterbrochen nachgefragt werden. Vor allem, wenn die Fragen nach der Verständigung sich ununterbrochen wiederholen und ebenso oft die Aufmerksamkeits- und Feedbacksignale abverlangt werden, insbesondere wenn dies in der forschen jugendlichen Art: «alles klar?», «verstanden?», «kapiert?» oder «haben Sie mich verstanden?» geschieht, beziehungsweise gar in dem stupiden, jedem Satz in Fragebetonung nachgestellten «okay?» – besonderes Signum der jüngeren Dr. med. IAG (in Amerika gewesen).

2.2 Sprache in der Arzt-Patient-Kommunikation

Ärzte und Pflegende werden nicht primär mit einer Krankheit konfrontiert, sondern mit einem kranken Menschen, obwohl in der modernen westlichen Medizin das Ausrichten medizinischen Handelns sich immer mehr auf die Krankheit bezieht und immer weniger auf den kranken Menschen und dessen Kranksein.

Da die Arzt-Patient-Beziehung, aufgrund eines allgemein sehr unterschiedlichen Rollenverständnisses der beiden Partner, grundsätzlich eine bestimmte konfliktäre Komponente enthält, ist der Rückzug des Arztes auf eine non-verbale Technikerrolle verständlich, zumal das gewaltige technische Instrumentarium ihn dazu verleitet und die in erschreckender Weise abnehmende Sprachkompetenz der jungen Ärzte – entsprechend der allgemeinen gesellschaftlichen Tendenz – dieses Verhalten noch verstärkt.

«Das Arzt-Patient-Verhältnis (gekennzeichnet durch Sachlichkeit, Zweckgebundenheit, fachliche Kompetenz und uneingeschränkte Bereitschaft zur Hilfeleistung gegenüber allen Menschen) unterscheidet sich grundlegend von der Beziehung zwischen Freunden oder Liebenden (charakterisiert durch emotionales Engangement, Zweckfreiheit und Beschränkung auf einen oder wenige auserwählte Menschen).» Wenn sich nun aber ein Kranker in seinem Leid an einen Arzt wendet, so «ist er emotional an ihn gebunden, er wird ihn als Freund wahrnehmen und empfinden.» (Finzen, 1969: 94 f). Der Arzt muß dementsprechend handeln, als ob er ein Freund wäre, und gleichzeitig seine Verpflichtung zur «neutralen Affektivität» erfüllen (vgl. auch Seifer, 1991: 139 f).

Die Stadien der Arzt-Patient-Kommunikation

Dieses üblicherweise konflikthaft empfundene Spannungsverhältnis wird aufgelöst oder wenigstens gemildert, indem die in der Gestaltung der Arzt-Patient-Beziehung zu durchlaufenden Stadien entsprechend gewichtet werden. Um Gelbsattel zu folgen, sind dies die «‹elementar sympathetische Sinnstufe›, in welcher der helfende Arzt einem Kranken begegnet, dann die ‹diagnostische Verfremdungsphase› mit ihrer notwendigen Versachlichung durch technische Distanzierung, und schließlich der ‹personale Sinnkreis›, wo der Arzt mit dem Patienten wiederum auf höherer Ebene in eine Kommunikation tritt». Indem das Schwergewicht in der Arzt-Patient-Beziehung auf das zweite Stadium gelegt wird, kann durch die Betonung der technisch notwendigen Maßnahmen eine Versachlichung der Beziehung erreicht werden, während die beiden anderen Phasen, die vor allem Emotionalität und Sympathie erfordern, entsprechend vernachlässigt werden (nach Schipperges, 1978: 458).

Dies sind die wichtigsten Gründe, die deutsche Patienten für das Ungenügen in der Arzt-Patient-Beziehung angeben, und dies gilt um so mehr für ausländische Patienten.

Diese kommen aus Gesellschaften, in denen verläßliche, versachlichte soziale Bezüge nur sehr eingeschränkt existieren und Beziehungen üblicherweise rein personal gerichtet sind. Darüber hinaus sind Beziehungen im sozialen mitweltlichen Bereich auf größtmögliche Nähe programmiert, was nach Möglichkeit auch eine je spezifische Taktilität impliziert. Und schließlich kommen ausländische Patienten überwiegend aus «oralen Gesellschaften», in denen aufgrund mangelhafter schulischer Bildungsmöglichkeit und oft auch geringer Akzeptanz der Bildungsangebote Informationen traditionellerweise mündlich erfolgen. Dies hat zur Folge, daß in allen Gesellschaften Südeuropas die Sprache und die rhetorische Fähigkeit von höchster Bedeutung immer schon war und auch heute noch ist, und dies nicht nur als Streben und Zeichen der Gebildeten gilt, sondern, entsprechend dem Kulturideal, auch der sogenannten «einfachen Leute», der Bauern ebenso wie der Angehörigen der städtischen Unterschichten.

Für ausländische Patienten sind diese soziokulturellen Unterschiede in zweifacher Hinsicht von negativer Bedeutung. Zum einen ist für sie mangelnde Sprachbeherrschung und somit die Ausdrucksbeschränkung überaus frustrierend, und speziell im Krankheitsfalle, geprägt durch Not und Leid, kann dieses Unvermögen zur totalen sprachlichen Blockierung oder gar zu aggressivem Verhalten führen.

Ist schon bei deutschen Unterschichtpatienten aufgrund ihres restringierten Sprachcodes kaum die Möglichkeit gegeben, ihre Symptome sowie ihr Empfinden und Erleben der Krankheit, ihr Leiden, ihre Nöte und Ängste, ihre prognostische Unsicherheit, ihre Separierung von ihrer gewohnten Umwelt und sozialen Mitwelt und die Rückverweisung auf ihren Körper im Gespräch mit dem Arzt aufzuarbeiten, so wirkt sich diese sprachliche Benachteiligung bei ausländischen Patienten besonders gravierend aus (vgl. Goltz, 1969: passim).

Bei ihnen ist nicht nur der eingeschränkte Sprachcode entscheidendes Hindernis verbaler Auseinandersetzung zwischen Arzt und Patient, sondern meist bereits das Fehlen der nötigen basalen Sprachkenntnisse. So sind aus diesem Grunde bei mehr als der Hälfte der ausländischen Patienten – wie emprirische Untersuchungen zeigen – Anamnesen nicht oder nur sehr unzureichend zu erheben, und nur bei höchstens einem Fünftel ist eine entsprechende Anamneseerhebung möglich. Aus dieser negativen Erfahrung und wegen des benötigten meist viel höheren Zeitaufwandes wird ärztlicherseits die Erhebung der Anamnese häufig schon nach den ersten Verständigungsschwierigkeiten eingestellt, im Vertrauen darauf, die Diagnose auch durch die sogenannten «objektiven» Befunde erstellen zu können. Die einstmals unwidersprochene medizinische Erfahrung, daß eine eingehende Anamnese bereits die Hälfte der Diagnose sei, wird durch die wirklichkeitsferne Auffassung von der effektiveren «Labor- und Apparatemedizin» heute leider zunichte gemacht. Daraus resultieren dann die kiloschweren Krankenakten und die leidvollen Patientenkarrieren, die Unsummen kosten. Selten sind sich die Ärzte dabei bewußt, wie sehr dann die anschließende «stumme Medizin» nicht nur die finanziellen Resourcen, sondern vor allem auch die Patienten belastet.

Erschwerend für die Beziehung zwischen ausländischem Patient und dem ärztlichen und pflegerischen Personal macht sich weiterhin der Umstand geltend, daß ihr restringierter Sprachstil zudem noch eine arbeitsweltliche Prägung besitzt. Wie gezeigt, ist dieser knappe, weniger die ausgestaltende Form als die reine Information bevorzugende Soziolekt, das «Fabrikdeutsch» oder das «Tarçanka», das «Tarzandeutsch», wie es die türkischen Arbeitnehmer nennen, nun aber denkbar ungeeignet, die emotionalen Komponenten des Krankseins auch nur annähernd adäquat auszudrücken, noch im Entferntesten den sprachlichen Umgangsnormen des medizinischen Bereichs zu genügen. Häufig provoziert er sogar – ganz im Gegensatz zur Intention des Sprechenden – geradezu die Unterlassung ärztlicher und pflegerischer Zuwendung.

Selbst die als Rollenforderung geltende «affektive Neutralität» kann aufgrund dieser eigentümlichen Sprachform in Frage gestellt werden, in Ablehnung oder gar in schwer korrigierbare Antipathie umschlagen.

So vermag nicht selten schon die irrtümlich verwendete Du-Form der Anrede gegenüber Ärzten oder Pflegenden die Beziehung zu gefährden. Ähnliches gilt auch, wenn anstatt des Gebrauchs der Höflichkeitsform des Wollens: «ich möchte» oder «ich hätte gerne», fälschlicherweise das als anmaßend empfundene «ich will» verwendet wird. Ja sogar als höchst beleidigend kann es ein junger Arzt oder eine junge Ärztin empfinden, wenn beispielsweise eine ältere Mutter sie nach langem und intensivem Ringen gegen die Krankheit ihres Kindes und nach großem mitmenschlichen Einsatz plötzlich duzt. Für die Mutter dagegen ist dieses Verhalten keinesfalls ein Hinwegsetzen über die geltenden Anstandsregeln, keine soziale Anmaßung, wie dies von der Gegenseite empfunden werden kann, sondern vielmehr Ausdruck höchster Wertschätzung und Dankbarkeit, die in dieser «sozialen Adoption» demonstriert wird. Welch große Zuneigung dies bedeutet, kann nur ermessen werden auf dem Hintergrund der Kenntnis, wie hermetisch die Familien in allen südeuropäischen und kleinasiatischen Gesellschaften gegenüber Fremden abgeschlossen und wie peinlich genau die überfamilialen Solidaritätsbeziehungen geregelt sind.

Besonders benachteiligt in den Arzt-Patient-Beziehungen sind in Hinsicht der Kommunikation vor allem die Patientinnen und unter ihnen überwiegend die Türkinnen. Da ihr Kontakt zu den Angehörigen der Residenzgesellschaft, insbesondere, wenn sie nicht berufstätig sind, meist sehr gering ist, sind ihre Sprachkenntnisse auch nach vielen Jahren des Aufenthaltes hier oft noch sehr mangelhaft. Nicht selten erlernen sie Deutsch nur von ihren Kindern, wodurch nicht nur ihr Wortschatz sehr limitiert bleibt, sondern ihr Sprachausdruck zudem noch eine kindliche Prägung erhält.

Da vor allem in den traditionellen muslimischen Familien die sozialen Außenbeziehungen vom Vater hergestellt und ausgestaltet werden, sind türkische Mütter durch die aus dieser allgemein sehr tief verinnerlichten Rollenforderung resultierende «instituitionelle Hilflosigkeit» zusätzlich noch verunsichert. Als Patientinnen, in Abwesenheit ihres Mannes, trauen sie sich häufig kaum zu, einer ärztlichen Aufklärung folgen zu können und fühlen sich zur Übernahme von erheblichen Entscheidungen, wie etwa zur Erklärung des Einverständnisses für diagnostische oder therapeutische Eingriffe, meist völlig außerstande. Weil nun nicht selten die Vaterrolle von den allgemein besser Deutsch sprechenden jugendlichen Söhnen usurpiert wird, gelten türkische Patientinnen bei Ärzten und Pflegepersonal als unselbständig, rückständig, ja selbst als minderbegabt und werden daher oft als adäquate Gesprächspartner abgelehnt.

Durch diese sprachlichen Defizite kommt dann nur allzuleicht das ärztliche und pflegerische Personal zu falschen Einschätzungen der ausländischen Patienten. So herrscht allgemein die Annahme vor, es mit schlecht erzogenen, einfachen und ungebildeten Menschen zu tun zu haben, und dementsprechend richtet man dann sein Verhalten und Handeln aus.

Aufklärungsbedürfnis und Gesprächsnormen

Die Probleme werden noch weiter verschärft, weil die bei ausländischen Patienten bestehende weit höhere Aufklärungsbedürftigkeit als bei deutschen Patienten nicht erkannt oder bewußt ignoriert wird.

Die dann eher zur eigenen Beruhigung als zur wirklichen Vergewisserung seitens des Arztes nach Aufklärungsgesprächen gestellte Frage: «Haben Sie mich verstanden?» gibt keine sichere Gewähr dafür, ob und in welchem Umfang Verständigung erzielt wurde. Südeuropäer erfassen diese Frage allgemein als Befehl zum Verstehen-Sollen, wie wir sie analog aus unserer Militärsprache kennen, und beantworten sie dementsprechend mit «ja». Für sie liegt, im Gegensatz zu unserem Verständnis, die Verantwortung dafür, ob verstanden wurde oder nicht, grundsätzlich auf seiten der Erklärenden.

Generationen deutscher Schüler litten unter der pädagogischen Unfähigkeit ihrer Lehrer, die nicht in der Lage waren, auch nur einfachste Sachverhalte erklären zu können, und doch galten sie, die Lehrer, als die Klugen und die Schüler als die Unbegabten, die Dummen, die nichts verstanden. Ebensoviele sprachlich unbegabte Ärzte haben ebensovielen verschüchterten Patienten in einem mit komplizierter Fachterminologie durchsetzten Kauderwelsch die Ursachen ihrer Leiden zu erklären versucht und haben so aus verschüchterten Patienten völlig ratlose Patienten gemacht und deren Leid eher verstärkt als gemildert.

Im italienischen Süden sind die Normen des sozialen Miteinanders geprägt durch das Kulturideal des barocken höfischen Lebensstils, das auch in der bäuerlichen Welt durch den am Ort präsenten Landbaron vermittelt wurde (vgl. Lampedusa, 1968: 11 f; Mühlmann und Llaryora, 1973: 32 und 48; Zimmermann, 1982: 21 ff) und im spanisch-iberischen Bereich durch die Welt der Troubadoure und Cavallieros Verbreitung fand (vgl. Cervantes, 1961: passim). Und dies schlägt sich auch heute noch nieder in den Höflichkeitsformen des zwischenmenschlichen Umgangs. Da es, entsprechend dieser Normen, immer am Erklärenden liegt, ob ein Sachverhalt verstanden wird oder nicht, wird dessen Frage dementsprechend nicht lauten: «Haben Sie mich verstanden?», sondern, beispielsweise im Italienischen: «Mi sono spiegato?», «Habe ich mich Ihnen verständlich machen können?», oder, auf neudeutsch: «Ist meine Erklärung rübergekommen?», was dem Angesprochenen stillschweigend die Möglichkeit eröffnet – ohne unhöflich zu sein – Unklares nachfragen zu können. Für Türken verbietet es sich, im höflichen Umgang mit Respektspersonen die Frage «Haben Sie mich verstanden?» zu verneinen, da sie sonst den Erklärenden zwingen würden zuzugeben, daß er schlecht erklärt habe.

Dazu kommt, daß Ausländer durch die negative Erfahrung ihrer unterprivilegierten Lage alle Situationen zu vermeiden trachten, die das ihnen gegenüber existierende Vorurteil der intellektuellen Minderbegabung und Ungebildetheit bestärken könnten. Auch wenn sie als Patienten den Ausführungen des aufklärenden Arztes nicht folgen konnten, ziehen sie es doch meist vor, von anderer Seite die fehlende Information zu beschaffen, anstatt dies dem Arzt zuzugeben.

Ältere Patienten oder solche mit geringer oder keiner Schulbildung fühlen sich aufgrund ihres geringen Selbstvertrauens gegenüber der Durchschaubarkeit wissenschaftlicher oder technischer Zusammenhänge meist von vornherein schon völlig überfordert und sind daher, auch bei geringen Sprachproblemen, kaum in der Lage, aus einem kurzen Arztgespräch die nötige Information zu beziehen.

Üblicherweise kann daher ein erstes Arztgespräch mit einem ausländischen Patienten kaum mehr sein als ein behutsames Heranführen an seine Krankheit. Dem muß sich dann eine weitere Aufklärung anschließen, die nicht nur auf die Diagnose, die einzelnen Behandlungsschritte und vor allem auf die Prognose näher eingeht, sondern sich auch mit den aus dem Vorgespräch resultierenden Reflexionen des Patienten auseinandersetzt. Werden seine individuellen Verarbeitungen der Krankheit, seine Vorstellungen und Befürchtungen nämlich, nicht Gegenstand im Arztgespräch sein, so wird er sich sein Informationsbedürfnis bei anderen zu befriedigen suchen.

Weil in solch einem Fall nicht selten alle Beschäftigten auf der Station involviert werden, die dann entsprechend ihrer Ausbildung und ihres konkreten Wissens über den Krankheitszustand über Therapie und Prognose aus ihren unterschiedlichen Perspektiven aufklären, können diese Darstellungen dem Kranken als verschiedene Krankheitsbilder erscheinen. So kommen ausländische Patienten häufig zur Überzeugung, daß sie falsch informiert, ja belogen werden, nur, weil die eingehende Aufklärung aus einer Hand, zweckmäßigerweise vom betreuenden Arzt, unterblieb. Daß daher Patienten, und nicht nur ausländische, zur Annahme verleitet werden können, ihr Zustand sei so gravierend oder gar infaust, daß man ihnen die Wahrheit vorenthalten müsse, ist evident.

Die immer wieder gestellte und nie erfüllte Forderung nach Schulung der Ärzte und der Pflegenden in spezifischer Gesprächsführung könnte dazu beitragen, daß sich Ärzte und Pflegende bewußt würden, daß die den Gesprächen zugrunde liegenden Einstellungen sehr verschieden sind. Das würde verhindern, daß sie, die sich immer in Zeitnot befinden, die verständnisorientierten Gespräche der Patienten als langatmiges Geschwafel auffassen, und die erfolgsorientierten Gespräche des ärztlichen und pflegerischen Personals müßten dementsprechend nicht seitens der Patienten als unverständliches medizinisches Kauderwelsch empfunden werden.

Der Dolmetscher in der Arzt-Patient-Kommunikation

Da die «stumme Medizin», möglicherweise zum Bedauern nicht weniger Ärzte, letztlich doch nicht möglich ist, weil zumindest die üblichen Patientendaten erhoben werden müssen und ebenso wenigstens Kurzanamnesen sowie insbesondere aber vor allen invasiven diagnostischen und therapeutischen Maßnahmen eine Aufklärung des Patienten und die Einholung seiner Einverständniserklärung zu erfolgen hat, ist bei einem sehr hohen Prozentsatz der Behandlungen ausländischer Patienten der Einsatz von kompetenten Dolmetschern unerläßlich.

Die effektivste Form dieser Sprachmittlerdienste hat sich im nationalen und internationalen Vergleich in der Art und Weise erwiesen, wie dieses

Problem im Klinikum der Universität Freiburg durch die Institutionalisierung der «sozial- und ethnomedizinischen Versorgung und psychosozialen Betreuung ausländischer Patienten» gelöst wurde (Zimmermann, 1985: 405 ff). Anstatt bei Bedarf externe Dolmetscher einzusetzen, wurden feste Stellen geschaffen für einen Medizinsoziologen und Ethnomediziner, sowie für ausländische Ärzte aus den entsprechenden Herkunftsgesellschaften der Patienten. Diese Gruppe wurde durch zwei ABM-Stellen, die mit Psychologinnen besetzt wurden, und durch verschiedene ausländische Gastärzte verstärkt. Abgesehen davon, daß dadurch dem Klinikum wesentlich geringere Kosten entstanden, hatte doch diese Form der Betreuung ausländischer Patienten eine ganze Reihe von erheblichen Vorteilen, die externe Dolmetscher nicht zu leisten in der Lage sind.

So waren alle Mitglieder der Gruppe zwei- und mehrsprachig jeweils medizinisch und psychologisch aus- oder vorgebildet, hatten in Deutschland studiert und stammten aus den betreffenden Herkunftsgesellschaften der ausländischen Patienten oder hatten, als Deutsche, jahrelang in diesen Ländern gelebt und wissenschaftlich gearbeitet. Dadurch hatten sie sich nicht nur eine umfangreiche Hochsprachen- und Dialektkompetenz erworben, sondern auch profunde Kenntnisse des soziokulturellen Hintergrundes der betreffenden Gesellschaften und insbesondere hinsichtlich deren volks- und laienmedizinischer Systeme.

Allein was das übliche Dolmetschen angeht, also das Übertragen von einer Sprache in die andere, sind Berufsdolmetscher dagegen allgemein benachteiligt: Sie stammen meist aus städtischer Mittel- oder Oberschicht der jeweiligen Herkunftsgesellschaften, verwenden einen hochsprachlich elaborierten Sprachcode, während die Patienten meist Dialekt sprechen und dies zudem in einem restringierten Code, sind allgemein nur sehr unzureichend über die spezielle Lebens- und Geisteswelt ihrer Landsleute aus den unterentwickelten Agrarregionen informiert und stehen ihnen, aus vielerlei Gründen, bewußt oder unbewußt, häufig mit nicht geringen Vorbehalten gegenüber.

Dadurch sind sie in ihrer Arbeit, wenn es nicht nur um das formale Übertragen einfacher Sachverhalte geht, häufig völlig überfordert. Diese Form des Übersetzens ist jedoch nur zu einem sehr geringen Umfang in der Arzt-Patient-Kommunikation erforderlich, und selbst in der Beziehung zwischen Patient und Pflegepersonal geht es nicht nur um das sprachliche Übertragen von Alltagsproblemen.

Hier steht ein hochspezialisiertes Personal mit einer nur Eingeweihten verständlichen Fachsprache und einem speziell gerichteten Denken und Handeln in einer weitgehend asymmetrischen Beziehung Patienten gegenüber, deren laienmedizinische Vorstellungen von Krankheit und Kranksein sich nur in ganz wenigen Bereichen mit den wissenschaftlichen Konzepten der Ärzte und der Pflegenden decken.

Adäquates Dolmetschen bedeutet hier also nicht das wortwörtliche Übertragen bestimmter Sachverhalte von einer Sprache in eine andere – sonst könnte man den Patienten auch die gemeinte Information in einem Fachbuch seiner Sprache nachlesen lassen. Übersetzen in der Arzt-Patient-Interaktion ist ein semantischer und weitgehend ein semiotischer Akt, der vor allem, wie gezeigt, intensive Kenntnisse beider Systeme, der medizinisch-wissenschaftlichen des Arztes und der laienmedizinischen der Patienten, voraussetzt. Es ist also nicht Dolmetschen im üblichen Sinne, sondern Sprachmitteln, wobei der Sprachmittler in der Lage sein muß, die durch die wissenschaftlich-medizinischen Konzepte geprägten Sachverhalte des Arztes auf die Verständnisebene des Patienten zu transponieren und die seitens des Patienten angebotenen, durch sein laienmedizinisches Verständnis geprägten Fragen und Ausführungen auf die medizinisch relevanten Sachverhalte hin zu hinterfragen und diese dem Arzt mitzuteilen.

Es ist die Frage nach dem «gemeinten Sinn». Auch wenn es dem Dolmetscher gelingt, das sprachliche Mitteln im obengenannten Sinn zu leisten, so bleibt immer noch, die Inhalte der quasi kongruenten Zeichen dieses verbalen Zeichensystems Sprache gegeneinander vergleichend abzuwägen und interpretierend darzustellen. Der Begriff «krank», wie ihn ein Arzt in seinem naturwissenschaftlichen Denken versteht, wird schon im allgemeinen von einem Patienten aus seiner Gesellschaft und seiner gleichen sozialen Schicht unterschiedlich aufgefaßt. Größer noch ist die inhaltliche Unterschiedenheit der Auffassung bei einem Angehörigen seiner Gesellschaft, aber einer anderen sozialen Schichtzugehörigkeit, und kann extrem verschieden von Individuen aus einer anderen Kultur verstanden werden.

Die sprachliche Interaktion zwischen Arzt und Patient ist also ärztlicherseits das Übertragen aus einem handlungsbezogenen Alltagswissen des Patienten in das wissenschaftlich medizinische Wissen des Arztes und die Anpassung seines professionellen Wissens auf die Verständnisebene des Patienten.

Dabei findet eine doppelte «Umwertung» statt: Zum einen erfolgt dies, indem der Arzt die ihm völlig unspezifisch und allgemein vorgetragenen Probleme des Patienten an seinem medizinisch professionellen Wissen mißt und sie bewertend «zubereitet». Solche Bewertungen führen aber schlechthin zu mehr oder minder starken Umkategorisierungen und Verkürzungen. Im allgemeinen wird dann seitens des Arztes das Ergebnis seiner Umwertung, die medizinisch adäquate Formulierung des unspezifischen Problemvortrags des Patienten, in der «Rephrasierung» zum Ausdruck gebracht. Dies kann dazu dienen, dem Patienten die medizinisch relevanten Inhalte seines eigenen Vortrags darzustellen, aber auch strategisch ein allzu langatmiges Krankheitsangebot eines Patienten zu bremsen oder gar zu unterbinden.

Zum anderen muß dann der Arzt in einer zweiten Umwertung seine sachlich professionelle «Zubereitung» des Problemvortrags des Patienten nun wiederum dem eingeschätzten Erfahrungsstand des Patienten anpassen, sie also auf dessen Verständnisebene transponieren. Auch dabei entstehen dann meist noch weitere Verkürzungen (vgl. auch Rehbein u.a., 1985: 349 ff).

Sind nun Arzt und Patient aus unterschiedlichen Kulturkreisen, so können die üblichen Verkürzungen bei diesen doppelten Umwertungen zu gravierenden Fehlleistungen führen, wenn der Arzt nicht profunde Kenntnisse des soziokulturellen Normsystems der betreffenden Gesellschaft des Patienten hat und vor allem von deren laienmedizinischem System.

Da dies aber selten der Fall ist, obliegt es dem Sprachmittler, für den es unverzichtbar ist, beide Medizinsysteme, das wissenschaftliche des Arztes und das laienmedizinische des Patienten, intensiv zu kennen, bei der Übertragung von einem System in das andere, also bei der «Umwertung», möglichst alle Verkürzungen und Umkategorisierungen zu vermeiden oder sie doch so gering wie möglich zu halten. Dies nun muß der Sprachmittler beherrschen und die je spezifischen Bedeutungsinhalte der auf beiden Seiten verwendeten Begriffe so «umvermitteln», daß sie jeweils im geläufigen Sinne des einen als auch des anderen Partners verstanden und sinnhaft werden.

Neben dieser grundlegenden Fähigkeit hat der Sprachmittler auch noch eine Reihe peripherer Bereiche abzudecken, die meist situativ von Bedeutung sind. So muß er das individuelle Vermögen der Gesprächsführung und des Erklärenkönnens der einen Seite und des Fragens und Verstehenkönnens der anderen Seite unterstützen und leiten.

Von großer Bedeutung ist weiterhin die richtige Einschätzung der gegebenen Gesprächssituation: Die Erwartungen und das Gestimmtsein der Gesprächspartner, das affektive Verhältnis beider zueinander, die zur Verfügung stehende Gesprächszeit und die Einstellung auf den Inhalt des zu übersetzenden Gegenstandes, ob es sich etwa nur um die Mitteilung von Routineinformationen handelt, einer einfachen Erkrankung oder gar um die Eröffnung einer infausten Prognose. Dementsprechend sollte er es vermögen, die Gesprächsführung zu gestalten und zu steuern, die Reaktionen und Gegenreaktionen der Partner im Gespräch vorauszusehen, um durch die Übersetzung ausgleichend vermitteln zu können.

Nicht selten kommt es vor, daß ein Gespräch durch Ungeduld, durch Unkonzentriertheit, Überheblichkeit oder gar Ablehnung und selbst durch latente oder offene Aggressivität geprägt ist. Hier kann ein geübter Sprachmittler nicht nur beruhigend, sondern auch zielrichtend, harmonisierend und selbst sympathiestiftend einwirken (vgl. Posner-Landsch, 1998: 60 f).

Externe Dolmetscher, die weder die Patienten und deren Klinikakten kennen noch die Ärzte und Pflegenden und kaum je die jeweilige Situation auf der Station einzuschätzen vermögen, sind solchen Aufgaben sicher nicht gewachsen.

Eine weitere Aufgabe, die von außen ad hoc gerufene Dolmetscher keinesfalls leisten können, sind die Nachbereitungsgespräche. Da, wie die Erfahrung zeigt, in Gesprächen über gravierende Erkrankungen oder Behinderungen aufgrund der hohen emotionalen Belastung und der üblichen Verstehensdefizite auf seiten der Patienten nach einer kürzeren oder längeren «Reflexionsphase» nachbereitende Gespräche notwendig sind, muß derselbe Dolmetscher jedem ausländischen Patienten mehrmals zur Verfügung stehen. Weil nun aber Ärzte, schon wegen der allgemeinen Arbeitsüberlastung, geneigt sind anzunehmen, daß die Patienten ihre Ausführungen voll verstanden, verarbeitet und akzeptiert haben – was in diesem Umfang jedoch selten der Fall ist –, sollte der Dolmetscher – und zwar derselbe – weiterhin als Ansprechpartner zur Verfügung stehen.

Er müßte dann die in dem Erst- und Nachbereitungsgespräch dargestellten oder erkannten Unsicherheiten, Mißverständnisse oder Zweifel der Patienten dem Arzt mitteilen, damit sie Inhalt eines nachfolgenden Gesprächs werden können (vgl. Zimmermann, 1984: 126 ff).

Dies gilt insbesondere für die Langzeittherapien bei chronischen oder onkologischen Erkrankungen, bei denen die einzelnen Behandlungsschritte oft über Monate oder gar Jahre hindurch immer wieder erklärt und diskutiert werden müssen.

Da während solch langer Behandlungszeiten in Ausbildungskliniken durch die relativ hohe Fluktuation des medizinischen Personals die Patienten sich immer wieder auf neue Ärzte einstellen müssen, was als sehr belastend empfunden wird, ist die kontinuierliche Präsenz der betreuenden Sprachmittler von großem Gewinn für die Patienten und die Klinik.

Andererseits müssen sich auch die externen Dolmetscher, die nicht selten schon besondere emotionale Barrieren gegenüber der «Krankenhausatmosphäre» zu überwinden haben, durch den Schichtdienst des ärztlichen und pflegerischen Personals, durch die hohe Fluktuation der Pflegenden sowie durch den ausbildungsbedingten Wechsel der Stationsärzte immer wieder auf neue Ansprechpartner einstellen. Dadurch gelingt es ihnen nur höchst selten, mit den von Station zu Station unterschiedlichen internen Verhältnissen vertraut zu werden. Vertrautheit mit dem Personal und den speziellen Regeln auf den Krankenstationen ist jedoch eine unschätzbare Hilfe für die Arbeit externer Dolmetscher.

Häufig wird ein Dolmetscher auf eine Station gerufen, dort weiß man dann oft nicht, wer ihn bestellt hat und für welchen Patienten er dolmetschen soll; man versucht das herauszufinden und schafft es auch meist, wenn nicht gerade Visiten-, Aufnahmezeit oder auch Stationsübergabe ist, nicht selten aber nur mit einem erheblichen Zeitaufwand. Nicht gesagt ist, daß der bestellende Arzt dann, wenn der Dolmetscher endlich kommt, auch gerade auf Station ist, zwar irgendwo im Haus, vielleicht im Labor, beim Ultraschall oder EKG, möglicherweise gar im OP, von wo er dann sicher nicht so schnell zurück sein wird. Nun, das läßt sich ja feststellen, mit einem gewissen Zeitaufwand natürlich, da ja viele befragt werden müssen. In all dieser Zeit steht der Dolmetscher herum, meist im Wege herum, nicht beachtet, fühlt sich vergessen, und ist dies auch, wenn er sich nicht immer wieder in Erinnerung bringt. Obwohl ihm niemand Böses will – ganz im Gegenteil, man braucht ihn ja –, ist er doch ein Nicht-Eingeweihter und Nicht-Dazugehöriger, ein Fremdkörper auf der Station, der sich in einem solchen Falle mißachtet, ja oft beleidigt fühlt, was verständlich ist, was aber niemand wollte. Er wird nur allzuoft Opfer des hektischen Betriebes auf der Station, wo jeder festumrissene Tätigkeiten in einer determinierten Zeit durchzuführen hat, Aufgaben, die sehr anspruchs- und verantwortungsvoll sind, die prompt erledigt werden müssen, jetzt und nicht irgendwann, wo er nicht eingeplant ist, außerplanmäßig eingesetzt werden muß, als Helfer zwar, aber trotzdem störend. Und schließlich – wie immer wieder auf den Stationen betont wird – wäre er ja gar nicht nötig und mit ihm all dieser zusätzliche Aufwand, wenn diese Ausländer endlich mal Deutsch lernen würden, wenn sie schon hier leben wollen!

Um solche Fehlplanungen, Mißachtungen und letztlich auch solche Ressentiments zu vermeiden, haben holländische Kliniken den Einsatz von Dolmetschern über eine dauernd besetzte Zentrale mit Gegensprechanlage eingeführt. Auch dies ist letztlich doch nur ein aus der Not geborener Kompromiß. Ein Arzt-Patient-Gespräch in wortwörtlicher Übersetzung über Mikrophone und Lautsprecher muß weitgehend ohne Einbeziehung der gezeigten situativen Verhältnisse geführt werden. Es erhöht noch die Anonymität und die Technifizierung in den medizinischen Institutionen und entbehrt zwangsläufig der nötigen mitmenschlichen Einstellung und Zuwendung und fördert keineswegs das nötige Vertrauen der Patienten zum Arzt und seiner Behandlung.

Selbstverständlich ist diese Form der Sprachmittlung zwischen Arzt und ausländischem Patienten wenn auch keineswegs ideal, so doch unvergleichlich viel besser als der Vorschlag eines Klinikdirektors aus dem Freiburger Universitätsklinikum: «Wenn es Verständigungsschwierigkeiten gibt, haben wir ja schließlich unsere Putzfrauen.» (Zimmermann, 1998: 145 ff, bes. 151). Wie sich doch die Medizin gewandelt hat! Einstmals nur ganz wenigen Auserwählten zugänglich, weil es sich nicht nur um eine sehr komplexe, hochkomplizierte und – da auf den kranken Menschen gerichtet – auch eine äußerst sensible Wissenschaft handelte, sondern sogar um eine hohe Kunst, kann heute schon eine Anamnese, Diagnose und Therapie einschließlich der höchstkomplizierten Labor- und Apparatetechnik über «Putzfrauen» vermittelt dem Patienten dargestellt werden. O quae mutatio rerum!

Eine noch so wohlwollende Betrachtung der Arbeit und der Formen des Einsatzes externer Dolmetscher zeigt, daß natürlich überall dort, wo keine feste Anstellung möglich ist, ihre Dienste unbedingt erforderlich sind. Gegenüber den in festen Institutionen in den Kliniken eingebundenen Sprachmittlern sind sie doch erheblich im Nachteil, denn diese sind jederzeit präsent und, je nach ihrer Ausbildung, in den entsprechenden Bereichen der Versorgung und Betreuung der Patienten voll inkorporiert. Daß sie nicht in ihren Dolmetscherstübchen sitzen und auf Abruf zum Einsatz warten, zeigt die neunseitige Tätigkeitsbeschreibung der Sprachmittler der Universitätskinderklinik Freiburg.

Diese Institution, die als «Freiburger Modell der sozial- und ethnomedizinischen Versorgung und psychosozialen Betreuung ausländischer Patienten» bekannt wurde, kann sicher als die kostengünstigste, in ihrem Tätigkeitsbereich umfassendste und effektivste Form der Arbeit für und mit ausländischen Patienten im Krankenhaus bezeichnet werden (vgl. Zimmermann, 1985: 411 ff).

3. Stein des Anstoßes: Für Arbeitsmigranten typische Beschwerdebilder

Standen anfänglich überwiegend psychische Störungen sowie psychische und psychiatrische Erkrankungen im Vordergrund der medizinischen und sozialpsychologischen Untersuchungen (vgl. De Martino, 1959: passim; Poeck, 1962: 1419 ff; Risso u. Böker, 1964: 26 ff; Mühlmann, 1967: 35 ff; Pflanz u.a., 1967: 181 ff; Frießen, 1973: 41 ff; Häfner u.a., 1977: 268 ff), so verlagerten sich mit der Dauer des Aufenthaltes der ausländischen Arbeitnehmer deren Krankheitsbilder mehr hin zu psychosomatischen Beschwerden, die häufig in der Folge zu somatischen Erkrankungen übergingen (vgl. Kielhorn, 1984: 14ff).

All die frühen Untersuchungen oder kasuistischen Darstellungen über Krankheiten und Krankheitsverhalten ausländischer Arbeitnehmer waren jedoch getragen von einer offenen oder verdeckten Ratlosigkeit hinsichtlich der nosologischen Einordnung der überwiegend unklaren Symptome, die diese Patienten boten.

3.1 Die «Gastarbeitersyndrome»

So stellte ein Großteil der psychiatrischen und sozialpsychiatrischen Untersuchungen «außergewöhnliche Syndrome» heraus, die dann allgemein als «Entwurzelungssyndrome», als «Heimwehkrankheit» oder «nostalgisches Syndrom» klassifiziert wurden (vgl. Zwingmann, 1964: 70f) und schließlich dann als sogenannte «Gastarbeitersyndrome» in die medizinische Literatur eingingen.

Auch die psychosomatischen Beschwerden wurden sehr unscharf als «psychogene Störungen» bezeichnet, als «vegetative Dystonien» oder als Syndrome, die nicht selten ein «hysterisch-hypochondrisches Gepräge» aufweisen sollten (vgl. Böker, 1975: 458). Eigenartigerweise beschreiben fast alle Autoren mit diesen Störungen einhergehende «Leibveränderungserlebnisse», «leibnahe Mißempfindungen» oder «pathologische

Leiberlebensformen» – vor allem bei süditalienischen Patienten –, die den Betrachtern gelegentlich «psychotisch-bizarr» erscheinen.

Selbst die durchwegs geäußerten Klagen über «nachlassende Lebenskraft», über «schwere Vitalstörungen» oder über «vitale Erschöpfungen» werden grundsätzlich in Zusammenhang mit psychischen und psychosomatischen Störungen gebracht, als «hypochondrische Erscheinungsformen» diagnostiziert, die sich aber von den betreffenden Krankheitsbildern deutscher Patienten absetzen lassen.

Rein somatische Krankheitsbilder scheinen in den Anfangsjahren der Migration kaum diagnostiziert worden zu sein. Auch präzise auf einzelne Organe bezogene Krankheitsangebote wurden höchst selten gehört. Wo solche genannt wurden, stehen sie immer in Verbindung mit psychischen Begleitsymptomen, wie bei dem häufig beschriebenen «depressiv-hypochondrisch gefärbten neurasthenischen Syndrom», bei dem «Lokalisierungen hypochondrischer Befürchtungen in den Kopf oder den Gastrointestinaltrakt auftraten.» (Böker, 1975: 465; Risso u. Böker, 1964: 3 f).

Diese diagnostischen Unsicherheiten sind besonders darauf zurückzuführen, daß Untersuchungen dieser Art nicht mehr ausschließlich mit medizinisch-psychiatrischen oder psychologischen Methoden durchgeführt werden können, sondern die Einbeziehung soziologischer und ethnologischer Methoden und Erkenntnisse notwendig machen (vgl. dazu Bingemer u.a., 1970: 15 u. 39; Zimmermann, 1982: 171 ff). Ohne profunde Kenntnis des soziokulturellen Hintergrundes der Herkunftsgesellschaft, aus der die Erkrankten stammen, führen die Formen und Inhalte der im Krankheitsangebot vorgetragenen Symptome häufig zu «Verlegenheitsdiagnosen mit geringem Aussagewert» (Riedeser, 1973: 167) und man muß hinzufügen: nicht selten auch zu gravierenden Fehldiagnosen und dementsprechend auch zu Fehltherapien.

3.2 Nosologische Unsicherheiten

Durch eine Betrachtung aus kulturanthropologischer Sicht, unter Einbeziehung der traditionellen Vorstellungen von Krankheit und Krankheitskausalitäten, der spezifischen Erlebensweisen psychischer und somatischer Störungen oder Erkrankungen und der damit verbunden Formen der Äußerungen kranken Befindens in den südeuropäischen und kleinasiatischen Gesellschaften, wären sowohl die Inhalte der vorgetragenen Symptome als auch die Art und Weise des Ausdrucks nicht als «gestörtes Leiberleben», nicht als «Vitalitätsstörungen» bestimmt worden und der Vortrag nicht als dramatisch oder gar bizarr, wie im nachfolgenden weiter auszuführen ist.

Umgekehrt muß es jedoch als dramatisch gesehen werden, wenn die seitens des Patienten gegebenen Krankheitserklärungen sowie die subjektiv empfundenen und «objektiv» feststellbaren Symptome nosologisch klassifiziert werden, ohne Berücksichtigung der zugrunde liegenden traditionellen Erklärungs- und Verhaltensmuster der Herkunftsgesellschaften der Patienten, was zwangsläufig zu diagnostischer und therapeutischer Fehleinschätzung führen muß.

Diese allgemeine Unsicherheit in der Diagnose und Therapie wurde schon sehr früh durch eine empirische Untersuchung psychisch kranker süditalienischer Arbeitnehmer in der Schweiz belegt (Risso und Böker, 1964). In ihrer richtungsweisenden Arbeit über den «Verhexungswahn» bekannten sie: «Trotzdem die Symptomatologie unserer Kranken eine überraschende Einheitlichkeit zeigt, stößt eine diagnostische Einreihung der Krankheitsbilder auf erhebliche, nahezu unüberwindliche Schwierigkeiten.» (Risso und Böker, 1964: 61). Obwohl sie bei all ihren untersuchten Patienten feststellten: «In ihren Krankheitsäußerungen bieten sie eine schwer trennbare Mischung normal psychologischer Vorstellungen, die aus der Tradition ihres Kulturkreises zu stammen scheinen, und psychotischer bzw. abnorm reaktiver Krankheitssymptome» (Risso und Böker, 1964: 2), wurden in der nosologischen Einordnung dieser Erscheinungsbilder dann letztlich doch diese traditionellen Deutungs- und Verhaltensmuster ihrer Patienten kaum berücksichtigt.

So wurden die von den Betroffenen als Erklärung für ihre abnorme Befindlichkeit angegebenen «Verhexungen» neben «nicht-psychotischen, abnormen Reaktionen» auch als «schizophrener Schub» oder als «schizophrene Reaktion» klassifiziert.

In interdisziplinärer Zusammenarbeit, vor allem mit Soziologen, Ethnologen und Psychologen, konnte aufgrund von empirischen Feldforschungsarbeiten aufgezeigt werden, daß die diagnostizierten Körperveränderungsgefühle bzw. die Beziehungs- und Beeinträchtigungsformen primär nicht etwa Symptome eines psychotisch desintegrierten Wahrnehmungs- und Erlebenssystems schizophrener Patienten sind, sondern stereotype volksmedizinische Deutungsschemata dieser Gesellschaften, wie im Nachfolgenden auszuführen ist.

Daß die Forderung nach eingehender Kenntnis der soziokulturellen Hintergründe zur Beurteilung psychischer Störungen und Erkrankungen sich nicht nur auf süditalienische Patienten beschränken kann, zeigen die zahlreichen Untersuchungen der anderen Migrantenpopulationen. So fand Özek (1971: 109 ff) «bei seinen türkischen Fällen zahlreiche Verfolgungs- und Beeinträchtigungsideen mit magischen Inhalten, z.B. das Gefühl, durch Dämonen besessen, durch Zaubermittel entmannt und entmächtigt zu sein» (zit. nach Böker, 1975: 457).

Und schließlich darf die Forderung nach Einbeziehung des soziokulturellen Hintergrundes bei der Betrachtung und Beurteilung der Krankheiten ausländischer Patienten nicht nur hinsichtlich der psychischen und psychosomatischen Erkrankungen gelten, sondern ebenso sehr auch für die zahlreichen organischen Krankheiten, die in nicht geringem Maße in ihrer Pathoplastik von traditionellen Erklärungs- und Verhaltensmustern überdeckt oder geformt sind (Kentenich u.a., 1984: passim; Collatz, 1985: passim; Zimmermann, 1985: 103 f; Morten u.a., 1988: passim; Leyer, 1991: passim; Collatz u.a., 1992: 19 ff; Ruhkopf u.a., 1993: 233 ff).

4. Die unterschiedlichen Krankheitskonzepte

4.1 Transkulturelle Betrachtung von Krankheit und Gesundheit

Alle menschlichen Gesellschaften, gleich wie einfach oder wie differenziert sie auch sein mögen, haben irgendwie gestaltete medizinische Systeme, nach denen sie verstehend, verhaltend und handelnd den Umgang mit Gesundheit sowie mit Krankheit und Kranksein einrichten. So haben, ihrem technisch-zivilisatorischen Standard nach, einfache naturvolkliche Gruppen allgemein nur ein tradiertes, meist magisch geprägtes System. Hochtechnisierte pluralistische Gesellschaften dagegen haben, neben einem laienmedizinischen-vorwissenschaftlichen noch ein wissenschaftliches Medizinsystem und Übergangsgesellschaften meist Mischsysteme, bestehend aus traditionellen volksmedizinischen und medizinisch-wissenschaftlichen Konzepten. Letzteres gilt auch für die Mehrzahl der hier lebenden Familien der Arbeitsmigranten aus den südeuropäischen und kleinasiatischen Ländern.

Das Verstehen der Krankheit: ihre Ursache, ihr Erkennen aufgrund spezifischer Krankheitszeichen, also der diagnostische Prozeß, einschließlich der Bewertung des Schweregrades der Krankheit und das darauf zu begründende Angehen der Krankheit durch die entsprechenden therapeutischen Maßnahmen und schließlich die Prognose, ist in allen Kulturen ein basales menschliches Bedürfnis. Wie Krankheit erkannt, verstanden, erlebt und bewältigt wird, kann zwar von Gesellschaft zu Gesellschaft grundverschieden sein, immer jedoch ist dieser Prozeß von existentieller Bedeutung, um nicht in Angst vor einem unabwendbaren Schicksal zu versinken. Krankheit wird daher in keiner Kultur – auch nicht in den einfachsten naturvolklichen Gruppen – einfach als unbefragtes Ereignis hingenommen, sondern galt und gilt immer als ein zur Lebenswelt des Menschen gehörendes Sein, das unbedingt – oft sehr unterschiedlich – konkretisiert werden muß, um die systematische Bewältigung zu ermöglichen. So werden selbst die Krankheitserscheinungen, deren Ursachen sich der sinnlichen Erfaßbarkeit entziehen, niemals nur in den Bereich des Unerforschlichen verwiesen, sondern immer einer der jeweiligen Geisteshaltung der Gesellschaft entsprechenden Deutung unterworfen.

Sie können, wie in den hochdifferenzierten Gesellschaften, durch mit großem technischen Aufwand wissenschaftlich geführten Untersuchungen festgestellt werden. In einfacheren Gesellschaften können die Krankheiten aber auch von außerirdischen Mächten, von Göttern oder Dämonen verursacht und als Strafe, als Läuterung oder Prüfung gedeutet werden. Aber auch von Menschen können Krankheiten ausgehen, die magisch von Hexern, Zauberern oder Priestern herbeigeführt werden, und selbst von Heilern, die ihre Kunst auch destruktiv einsetzen können, sowie von exponierten Persönlichkeiten, die etwa den «bösen Blick» an sich tragen. Sie alle können durch ihre «Kraft» oder entsprechende Zaubermittel toxischer oder auch nicht toxischer Art direkt Krankheiten verursachen oder sie durch Intermediärinstanzen, durch böse Geister oder sonstige nichtkörperliche Agenzien übertragen lassen.

Wie auch immer die Krankheitskausalitäten bewiesen oder gedeutet werden, so verlieren doch dadurch Erkrankungen, für die keine äußeren Einwirkungen erkennbar sind, ihre Komponente des Unheimlichen und der Beängstigung und werden zu konkreten behandelbaren Seinsformen.

Ebenso sehr wie die kausale Erklärung ist auch das Erkennen von entscheidender Bedeutung, denn die Einordnung in ein diagnostisches System – wie unwissenschaftlich oder wissenschaftlich auch immer – eröffnet die Möglichkeit der Beurteilung des Schweregrades der Erkrankung und somit der entsprechenden Therapie und schließlich auch der Prognose (vgl. Zimmermann, 1984: 88 f; ders., 1986: 149 ff).

Und schließlich ist auch die Art und Weise, wie Krankheit vom Kranken erlebt und bewältigt wird, kulturspezifisch und kann sehr stark voneinander abweichen. Welche Bedeutung Krankheit im allgemeinen Handelns- und Verhaltenskodex einer Gesellschaft beigemessen wird und wie dementsprechend das Krankheitserleben geprägt ist und wie dies geäußert werden kann, ist weitgehend sozial normiert, im Sozialisations- und Enkulturationsprozeß erlernt und kann daher von Gesellschaft zu Gesellschaft sehr unterschiedlichen Mustern folgen.

So sind in bestimmten Gesellschaften alle emotional-affektiven Äußerungen strikt in die geschlossene häusliche Sphäre verbannt und dürfen auch dort nur sehr ritualisiert und äußerst beherrscht ihren Ausdruck finden. In solchen emotional introvertiert geleiteten Gesellschaften sind selbst sehr starke Schmerzzustände ohne außengerichtete Reaktionen durchzustehen. Verstöße gegen diese Norm werden mit gesellschaftlichen Sanktionen belegt, die vor allem bei Männern erhebliche Einbußen des sozialen Prestiges bewirken.

In anderen Gesellschaften kann solches Verhalten völlig konträr normiert sein. Deren Mitglieder unterliegen dem normativen Gebot uneingeschränkter emotionaler Äußerungen, die eine hohe appellative Wirkung in der sozialen Mitwelt herstellen und somit sozial integrierend wirken.

4.2 Das heutige Krankheitsverständnis der westlichen Medizin

Mit Beginn des zwanzigsten Jahrhunderts erfolgte eine immer stärkere Ausrichtung der Medizin auf ihre Hilfswissenschaften, vor allem auf die Chemie, die Physik sowie auf die Biologie und Pharmazie, worauf sie letztlich auch ihren Fortschritt begründete. Anstatt sich aber im Sinne ihres Objektes – des kranken Menschen – und ihres Auftrags – der Verhütung und Heilung von Krankheit – weiterhin als soziale Institution zu verstehen und sich von den traditionellen Denkformen zu emanzipieren, orientierte sich die Medizin mehr und mehr an den Naturwissenschaften.

So «entstand jedoch ein medizinisches Weltbild, welches auf die normativen Kriterien der Medizin als Wissenschaft zentriert war und damit zwangsläufig den Patienten und die sozialpathologischen Implikationen des Krankseins in die Distanz treiben mußte» (Seidler, 1975: 47).

Mit der immer stärkeren Identifizierung der Medizin mit den Naturwissenschaften gab sie ihre ursprüngliche Ausrichtung des Handelns auf die Hilfebedürftigkeit des kranken Menschen preis zugunsten naturwissenschaftlicher Erkenntnis und Bewältigung der Krankheit als solcher. Aus dem dienenden Heilauftrag wurde mehr und mehr die forschende Heilkunde. Die Krankheit erhielt dadurch – entsprechend naturwissenschaftlicher Methodik – einen völlig anderen Stellenwert: Sie wurde als überprüfbare regelwidrige Abweichung von einer wissenschaftlich festgelegten Norm, als objektives und eigenständiges Faktum ausgewiesen, dem Allgemeingültigkeit zukommt, unbeschadet der kulturellen, sozialen und individuellen Determinanten. Krankheit wurde so aus ihrem Kontext isoliert und nur noch als Befund verstanden, der auch abgelöst vom Kranken Gegenstand wissenschaftlicher Betrachtung sein kann (vgl. Seidler, 1979: 179).

In der primären Ausrichtung auf die Krankheit (disease) wurde aber der Kranke und sein subjektives Empfinden und Erleben der Krankheit – sein Kranksein (illness) – weitgehend aus dem Heilprozeß ausgegrenzt. Diese Dissoziation zwischen Krankheit und Krankem, zwischen medizinisch wissenschaftlichem Handeln und dem Heilauftrag der Medizin, erweiterte die Distanz zwischen Arzt und Patient und auch zwischen dem Kranken und den pflegerischen Institutionen und schließlich auch zwischen Krankheit und Kranksein.

Der Bezug zwischen dem subjektiven Erleben und Erleiden des Patienten – dem Kranksein – und dem sogenannten «objektiven» Sachverhalt –

der Krankheit – ging in dem Maße verloren, wie Krankheit überwiegend nur noch Ausdruck biochemischer und physikalischer Werte und Daten wurde, Symbolwelt einer aufwendigen Apparate- und Labormedizin, die «hinter den Kulissen» ablief und zu der die Kranken keinen erfahrbaren und verstehenden Zugang mehr hatten (vgl. Seidler, 1975: 47 ff; Twaddle 1981: 111 ff; Zimmermann, 1984: 88 f).

Dadurch erfolgte anstatt der Mobilisierung der Selbstheilungskräfte und der Motivation, Aktivierung und Kooperation des Patienten im Heilungsprozeß zunehmend seine Abdrängung in die passive Rolle des Erduldens, des Über-sich-Ergehenlassens medizinisch-diagnostischer und therapeutischer Prozeduren (vgl. Siegrist, 1977: 201).

Wo aus der Sicht des Patienten sein Heilprozeß von einer meist unverständlichen und weitgehend anonymen Institution ausgeht und sich ihm die diagnostischen und therapeutischen Maßnahmen als Akt technischer Machbarkeit darstellen, wird dem Kranken die Möglichkeit der Frage nach der auf ihn bezogenen Ursache und Wirkung der Krankheit sowie der rationalen, emotionalen und auch moralischen Auseinandersetzung und Verarbeitung mit seiner Krankheit entzogen. Krankheit und Kranksein werden so zu einem sinnentleerten Ereignis, unabhängig von menschlich existentieller Betroffenheit und Deutung (vgl. auch Katon und Kleinmann, 1981: 253 f).

4.3 Spezifische Krankheitskonzepte südeuropäischer und kleinasiatischer Gesellschaften

Natürlich gilt für Aussagen über südeuropäische und kleinasiatische Gesellschaften das gleiche wie über Patienten aus diesen Regionen: Die südeuropäischen und kleinasiatischen Gesellschaften als solche gibt es nicht. Und doch gibt es viele Gemeinsamkeiten, die diese Nationen etwa von den Eskimogesellschaften oder von den Kikuyu in Ostafrika und selbst auch schon von den nord- oder mitteleuropäischen Gesellschaften unterscheiden.

Wenn von den hier in Frage stehenden Gesellschaften gesprochen wird, so sind vor allem die bäuerlichen Schichten aus den Agrarregionen und die Unterschichten der Städte gemeint, aus denen die hier lebenden Migranten überwiegend stammen. Und wenn man von ausländischen Patienten spricht, so kann dies natürlich nicht bedeuten, das Krankheitsverstehen und Krankheitsverhalten von Mitgliedern aus über hundert Nationen zu meinen, die als Kranke ambulant oder stationär in unseren Krankenhäusern behandelt werden.

Da der überwiegende Teil dieser Patienten aus den Agrarregionen Südeuropas und Kleinasiens stammt, aus Italien, Spanien, Portugal, Griechenland, aus den exjugoslawischen Republiken und aus der Türkei, soll sich die Beschreibung auch nur auf die Vorstellungen von Krankheit und Kranksein der Patienten aus diesen Gesellschaften beschränken. Vieles, was über diese Patienten unter den genannten Gesichtspunkten auszusagen ist, gilt in gewissem Maße natürlich auch für Patienten aus anderen Nationen.

Die spezifischen Krankheitskonzepte unserer ausländischen Patienten aufzuzeigen, bedeutet aber auch, sich darüber bewußt zu sein, daß bei vielen, die schon lange Jahre, vielleicht gar Jahrzehnte hier leben oder hier aufgewachsen oder gar schon hier geboren sind, ihre traditionellen Vorstellungen nicht mehr in «Reinform» vorliegen. Durch den Kontakt mit unseren medizinischen Versorgungsinstitutionen werden ihre mitgebrachten Konzepte von Krankheit und Kranksein entsprechend modifiziert, wobei neue Erkenntnisse übernommen, andere aufgegeben werden und so nicht selten Mischformen aus beiden entstanden sind.

Traditionelle Konzepte, für die es hier keine Entsprechungen gibt, können dagegen besonders hartnäckig konserviert und verteidigt werden, da sie Deutungsschemata sind für Unerklärliches, das Ängste auslösen kann. Dazu zählen alle als magisch in ihren Ursachen und Wirkungen verstandenen Beeinträchtigungen, Krankheiten und Behinderungen sowie die entsprechende Diagnostik und Therapie. Sie werden beispielsweise von unseren türkischen Patienten als «Hocakrankheiten» und von den italienischen Patienten als «jettature» oder «fatture», als magische Bannungen, Bindungen oder Verhexungen bezeichnet, wegen denen man zum traditionellen Heiler, zum «Hoca», oder zu den «fattucchieri» oder den «brujas» geht. Im Gegensatz dazu stehen dann die von ihnen als «Arzt-Krankheiten» bezeichneten Leiden (vgl. Röder, 1986: 128 ff; Kroeger, 1986: 88 ff).

Je nachdem welche Seite nicht den gewünschten Erfolg bringt, wechselt man zur anderen Seite oder bemüht, bei schwierigen Fällen, auch beide Instanzen, getreu dem italienischen Sprichwort: «Una candela al Santo un 'altra al serpente.», «[In der Not opfere ich] eine Kerze dem Heiligen [St. Georg] und eine andere dem Drachen.»

Krankheit und Krankheitskausalitäten

Die somatische Erkrankung ist in all diesen Kulturen ein in der Umwelt des Menschen existierendes eigenständiges Sein, das als solches von außen her in den Körper eindringt und ihn immer ganzheitlich affiziert, auch wenn sich die Krankheit in oder an bestimmten Organen oder Körperteilen lokal manifestiert. Die Vorstellung der Krankheit als im Umfeld der Menschen existierende Entität, die von außen her in den Körper eindringt – vor allem durch die Körperöffnungen –, entspricht ungefähr unseren umgangssprachlichen Aussagen: «Man habe sich eine Krankheit aufgelesen», «eine Grippe zugezogen» oder «sich die Schwindsucht an den Hals geärgert», also Krankheiten als solche ganzheitlich übernommen und nicht etwa Grippeviren oder Tuberkelbakterien, die dann die Krankheit erregten.

Zugrunde liegt dieser Vorstellung die ursprüngliche menschliche Erfahrung der Verletzbarkeit unseres Körpers durch äußere Gewalteinwirkung bei der Arbeit oder im Kampf. Aber auch all die Ereignisse, die traumatisch den Menschen beeinflussen, seien sie psychischer oder physischer Natur, wurden ursprünglich als ausschließlich extern einwirkend aufgefaßt. Dabei wird der Ort der Krankheit entweder als freiflottierend, omnipräsent existierend angenommen, oder auch gebunden an bestimmte Agenzien wie Luft oder Wasser, an bestimmte Orte und auch an Menschen, meist sozial stigmatisierte Persönlichkeiten, denen die krankmachende Kraft – wie etwa der «malocchio» oder der «nazar», der böse Blick – innewohnt und von ihnen gewollt oder ungewollt emaniert (vgl. auch Grottian, 1982: 284 f).

Krankheitsursachen werden aber auch in schlechter oder unzureichender Ernährung und Wohnbedingung gesehen, sowie in ungünstigen klimatischen Bedingungen. Diesen Vorstellungen unterliegen die weltweit existierenden Schemata der Erklärung bestimmter Krankheitsursachen als «Verlust der Mitte» im Sinne der «Zuviel-Zuwenig-» oder «Heiß-Kalt-Dichotomie» (vgl. Seidler, 1978: 406 f; Grottian, 1985: 287; Pfleiderer und Bichmann, 1985: 92; Theilen, 1985: 297 f). So kennt man vor allem im türkischen Sprachraum, wie im gesamten Orient, kalte und heiße Krankheiten. «Kalte Krankheiten» wie etwa Bronchitis, Lungenentzündung, Grippe, Tuberkulose oder Malaria werden durch Wärme oder durch warme Speisen oder Aufgüsse behandelt. «Heiße Krankheiten» dagegen, wie etwa Gallenerkrankungen, Typhus, Sonnenstich und verschiedene Hauterkrankungen werden mit Kälteanwendungen oder kalten Speisen behandelt.

Und schließlich können die Krankheitsursachen auch aus dem Mißverhältnis der «Körpersäfte» zueinander resultieren. Wird das Gleichgewicht zwischen Blut, Speichel, Urin und Galle gestört, kann dies zu verschiedenen Krankheiten führen. Diese Vorstellungen haben ihren Ursprung in der hippokratischen Humoralpathologie, der sogenannten «Säftelehre», nach der durch Störung des Gleichgewichtes der «Säfte» – Blut, Schleim, gelbe und schwarze Galle – Krankheiten entstehen.

Vor allem das Blut ist in dieser Hinsicht besonders exponiert. Wie die Erfahrung lehrt, ist es als ubiquitäres System im ganzen Körper zu finden. Die Vorstellung ganzheitlicher Verbreitung der Krankheit im Körper durch das Blut ist dadurch evident. Andererseits wird das Blut in der Vorstellung dieser Gesellschaften als die Trägerin allen physischen und psychischen Seins aufgefaßt, als vis vitalis sozusagen, was im Gefolge eines «Säfteungleichgewichts» die Ausbreitung der Krankheit im ganzen Körper bewirkt.

Blutverlust bedeutet grundsätzlich Schwächung des Organismus, es sei denn, Blut ist durch das Ungleichgewicht der Säfte krank geworden oder hat Krankheit transportiert, ist dadurch schlecht geworden und muß umgehend aus dem Körper entfernt werden. Wird es das nicht, erzeugt es Kopfschmerzen, Juckreiz, Müdigkeit und Abgeschlagenheit und kann den ganzen Körper verunreinigen. Dies gilt vor allem für Menstruationsblut, das daher immer ungehindert aus dem Körper austreten muß. Türkische Frauen sind daher sehr beunruhigt, wenn sich die Monatsregel verzögert oder gar ausbleibt und daher das «schmutzige» Blut den Körper vergiften kann.

Symptom und Grunderkrankung

Im volksmedizinischen Denken und so auch in den hier in Frage stehenden Gesellschaften sind Symptome und Grunderkrankung meist identisch gesehen oder doch kaum trennbar miteinander verknüpft. Die Krankheitswahrnehmung ist daher erst dann gegeben, wenn ein bekanntes und benennbares Symptom wirksam erkennbar ist. Verschwindet das Symptom von selbst oder wird es durch adäquate therapeutische Maßnahmen beherrscht, so gilt im Verständnis dieser Gesellschaften die Krankheit als geheilt.

Die üblicherweise beklagte schlechte Compliance ausländischer Patienten ist zum großen Teil auf diese Annahmen zurückzuführen: Wozu noch ein Kind im Krankenhaus belassen, wenn sein Fieber oder seine Durchfälle verschwunden sind? Warum noch weiter die doch sicher nicht nebenwirkungsfreien, vielleicht gar gefährlichen und schlecht schmeckenden Medikamente schlucken, da doch gar keine Schmerzen mehr zu spüren sind, oder, wenn etwa schon am zweiten oder dritten Tag nach der Einnahme eines Antibiotikums die urogenitalen Beschwerden verschwunden sind?

Auch wenn aufgrund von bildgebenden, biochemischen oder elektrophysiologischen Befunden objektiv beweisbar ist, daß die Grunderkrankung, welche die entsprechenden Symptome ausgelöst hat, noch keinesfalls beherrscht ist, kann das Verhältnis von Krankheit und den spezifischen Krankheitszeichen kaum verständlich gemacht werden. Krankheit wird immer nur dann als solche akzeptiert, wenn sie durch außergewöhnliches Unwohlbefinden, vor allem durch Schmerzen, oder durch äußerliche Zeichen der Körperveränderung sichtbar zum Ausdruck kommt. Innerhalb eines Symptomkomplexes gilt oft das markanteste, das am stärksten belästigende oder schmerzende Symptom als die Krankheit. Eine Krankheit kann aber auch aus einem Konglomerat verschiedenster Symptome bestehen. Darum werden, wie schon gesagt, endogen entstandene und ablaufende Erkrankungen nicht als Krankheiten verstanden, wenn sie sich nicht in Symptomen der gezeigten Form äußern.

Natürlich sind auch hier, wie im Krankheitserleben und Krankheitsäußern, das Erkennen und Werten der Krankheitszeichen und deren Zuordnung zu der entsprechenden Krankheit – also die Identifikation mit der Krankheit in diesem volksmedizinischen Verständnis – im Sozialisations- und Enkulturationsprozeß des Individuums in seiner Gesellschaft erlernt. Selbst das Schmerzsymptom und der entsprechende Umgang damit ist nicht eine physiologische Konstante, sondern weitgehend abhängig von der jeweiligen sozialen Normierung (vgl. Greifeld u.a., 1988: 9 ff; Zborowski, 1952: 8 ff).

Was nun die Problematik der psychischen und psychiatrischen Erkrankungen betrifft, so werden sie fast durchwegs als magische Beeinflussung aufgefaßt, die von unterschiedlicher Intensität und Gefährlichkeit sein können, und natürlich aufgrund der jeweils dazugehörigen Symptome voneinander unterscheidbar sind. So gehören zu diesen magischen Einflüssen genau definierte Beeinträchtigungsformen wie Körperveränderungsgefühle, Störungen des Leiberlebens, halluzinatorische Erlebnisse, Willensbeeinflussungen und Beeinflussungen des Denkens.

Sie haben ihre konkreten Entsprechungen in den einzelnen Formen der angenommenen magischen Beeinflussung. So sind etwa Meidungs- und Fluchtreaktionen Symptome für das vermeinte Betroffensein vom «bösen Blick» oder von einem freiflottierenden Agens, weil der Ort gemieden wird, an dem der «malocchio» beziehungsweise der «nazar» häufig auftreten kann, oder wo diese ungebundene magische Kraft, die «fascinatura», besonders intensiv wirkt. Schluckbeschwerden, Gastrointestinalsensationen oder pseudohalluzinatorische Störungen in Form von optischen und akustischen Täuschungen sind Symptome des «Liebeszaubers». Schwerste Körperveränderungsgefühle wie das Sistieren des Blutkreislaufs – «das Herz pumpt leer» – oder Atemnotsyndrome – «die Lunge ist geschrumpft» –, Befehlsautomatie, vermeintes Schwarzwerden der Haut und Sehstörungen sind als Symptome des «Todeszaubers» festgelegt. Diese von jedermann im Sozialisationsprozeß erlernbaren Symptome werden je nach dem Grad der Befindlichkeitsbeeinträchtigung partiell oder ganzheitlich übernommen und dienen somit als Erklärung der empfundenen Erkrankung. So wird etwa eine agoraphobische Störung, die sich in der strikten Meidung der «piazza», des Dorfplatzes, äußert, als Zeichen des Betroffenseins vom «bösen Blick» verstanden, von dem dann angenommen wird, daß er dort besonders oft umgeht. Oder man nimmt an, daß man von der «fascinatura» beeinflußt ist, die auf diesem Platz, oder auf Plätzen überhaupt, besonders intensiv wirkt (vgl. Zimmermann und v. Petrykowski, 1983: 19 f). Dieserart werden denn üblicherweise auch die Folgen eines traumatisch erlebten Liebesverlustes als «fattura d'amore», als Liebeszauber, interpretiert und die dazugehörigen «symptomatischen» Äußerungsweisen des Liebeszaubers übernommen.

Im Verständnis der Gesellschaft sind diese vielfältigen Körperveränderungsgefühle oder sonstige Störungen nun aber nicht etwa Symptome der verschiedenen Formen des magischen Betroffenseins, sondern beides ist identisch. Meidungstendenzen gegenüber Plätzen werden nicht als Symptome des «bösen Blicks» aufgefaßt, sondern als die «jettatura», also das Betroffensein des «bösen Blicks» selbst. So kennzeichnen Schluckbeschwerden oder gastrointestinale und pseudohalluzinatorische Störungen den Liebeszauber als solchen und werden nicht als Symptome dessen verstanden, analog der Vorstellung, daß beispielsweise Fieber die eigentliche Erkrankung ist und nicht nur Symptom einer Grunderkrankung.

Magisch introduzierte Erkrankungen

Aufgrund der Vorstellungen, daß Krankheiten von außen her den Körper penetrieren und ihn ganzheitlich affizieren, wobei sich die Krankheit als solche einnistet, oder daß durch bestimmte krankmachende externe Agentien ein Mißverhältnis in den «Körpersäften» erzeugt wird, das zu spezifischen Erkrankungen führen kann, können endogen entstandene Krankheiten wie Stoffwechselerkrankungen oder genetisch bedingte Erkrankungen oder Behinderungen im allgemeinen nur sehr schwer verständlich gemacht werden. Dazu zählen vor allem auch die psychischen und psychiatrischen Erkrankungen, für die im Verständnis der Gesellschaft kein klar lokalisierbarer Bezugsort zu definieren und keine konkrete Seinsqualität vorstellbar ist.

Um jedoch Störungen und Erkrankungen, die im Sinne des gegebenen Krankheitsverständnisses keine eindeutige Symptomatik aufweisen, den Angstgrund zu nehmen, haben die südeuropäischen und kleinasiatischen Kulturen spezielle Deutungsschemata entwickelt, die eine Konkretisierung gestatten und dementsprechend auch eine systemadäquate Therapie. So werden bestimmte Mißbefindlichkeiten, Störungen oder Erkrankungen überwiegend als magisch verursacht aufgefaßt.

Die krankmachende magische Kraft kann sowohl ihrem Inhalt nach als auch hinsichtlich ihrer Wirkweise und Gefährlichkeit als sehr unterschiedlich verstanden werden. Wie schon im Kapitel «Gastarbeitersyndrome» ausgeführt, kann diese einmal von einer dazu sozial stigmatisierten Persönlichkeit ausgehen, die im italienischen Sprachraum als «jettatore» bezeichnet wird und den «malocchio», den «bösen Blick», an sich trägt. Der «jettatore» kann ihn als Neid- oder Schadenszauber gegen alles und jeden richten, gegen Dinge wie auch gegen Tiere und vor allem gegen Menschen. «Er kann Krankheiten erregen, Familienzwist stiften, Unglücksfälle hervorrufen und vieles andere mehr. Man muß sich vor ihm schützen wie vor dem Pesthauch eines giftigen Reptils.» (Pitré, 1952: 249 ff). Schützen kann man sich aber nur, wenn man solche Personen und selbst den Ort, an dem sie wohnen oder umgehen können, strikt meidet. In ihrer Nähe muß man Eisen oder auch andere gut leitende Metalle berühren, um den magischen Einfluß ableiten zu können. Da aber Meidungen nicht immer möglich sind, trägt man als Abwehrmittel kleine Korallenästchen am Handgelenk oder am Hals, oft als «corni», als Hörnchen, geformt, oder doch wenigstens einen «nastro», eine rote, speziell geflochtene Kordel.

Da Kinder, vor allem Kleinkinder, sehr gefährdet sind, muß man sie immer durch solche Amulette schützen und darf sie nicht in aller Öffentlichkeit exponieren. Nach der türkischen Auffassung geht dies so weit, daß man Neugeborene aus Angst vor dem «nazar», dem bösen Blick, oder vor einem Zauber, dem «büyü», die ersten 40 Tage nach der Geburt streng von allen Fremden isoliert, da sie in dieser Zeit kaum Abwehrkräfte gegen den «nazar» besitzen. Daraus resultieren häufig Mißverständnisse und nicht selten sogar große Konflikte – vor allem mit dem Pflegepersonal –, wenn Neugeborene nach der Geburt von der Mutter getrennt werden müssen oder der Öffentlichkeit einer Säuglingsstation schutzlos gegen den «nazar» ausgesetzt werden. Oft bedecken daher türkische Mütter die Bettchen ihrer Säuglinge mit einem Gazeschleier, um das Kind vor fremden Blicken zu schützen, denn nach ihrem traditionellen Verständnis kann fast jeder den bösen Blick an sich haben. Er kann vor allem von Frauen ausgehen, die selbst keine Kinder haben konnten und daher ihren unerfüllten Kinderwunsch durch einen mißgünstig-neidischen «nazar» kompensieren.

Da dem Pflegepersonal diese spezifischen Vorstellungen und Schutzmaßnahmen allgemein nicht bekannt sind, versuchen die Kinderschwestern immer wieder, die Bettchen aufzudecken, weil sie befürchten, die Säuglinge könnten unter Luftnot leiden. Aus diesen Gründen lassen türkische Mütter, besonders nach Hausgeburten, die nötigen Früherkennungsuntersuchungen nicht oder nur sehr verzögert durchführen, weil sie Angst haben, daß man auf die nötigen Vorsichtsmaßnahmen nicht entsprechend eingehen werde.

Neben den genannten Schutzmaßnahmen wird man aber immer auch noch zusätzlich die Kinder mit bestimmten Abwehrmitteln versehen. So hängt man ihnen eine «nazar boncuğu», eine blaue Perle, die ein Auge symbolisiert, zum Schutz an einer Kordel um den Hals oder um das Handgelenk oder man bindet in die Windeln ein «nazar tütsüsü» mit ein, ein Amulett, das gegen den bösen Blick schützen soll (vgl. Zimmermann, 1981: 38 f).

Um wieviel besser könnten die Beziehungen zwischen ärztlichem und pflegerischem Personal und italienischen und türkischen Müttern sein, wenn man deren schützende Einstellungen und Verhaltensweisen nicht als abergläubischen Hokuspokus abtun würde, zumal all diese Vornahmen der einen Seite nicht schaden und die andere zumindest eine psychische

Unterstützung erfährt, wenn man ihre Vorstellungen und ihr Handeln, sozusagen als Kotherapie, tolerieren würde!

Ähnliche magisch verursachte Krankheitsursachen findet man auch in den anderen südeuropäischen Gesellschaften, wobei Griechen überwiegend die türkisch-orientalischen Vorstellungen internalisiert haben, während im spanisch-portugiesischen Kulturraum magische Krankheitseinflüsse überwiegend von «brujas», von Hexen, ausgehen.

Neben diesen durch Menschen direkt verursachten magischen Beeinflussungen kennen die südeuropäischen Gesellschaften aber auch magisches Wirken, das freiflottierend überall existent ist und von allem und jedem unvermittelt Besitz ergreifen kann. Diese «fascinatura» oder «fascinazione», die magische Bannung, wie sie im italienischen Süden genannt wird, gilt als Erklärungsschema für alle unverhofft auftretenden Mißbefindlichkeiten psychischer Art, vor allem lang andauernder Angstzustände, ohne daß die Betroffenen einen einleuchtenden Grund dafür anzugeben vermögen. Schwerere Beeinträchtigungen psychischer und psychosomatischer Art werden von der Gesellschaft als Verhexungen oder Verzauberungen gedeutet.

So stellt bis heute der Liebeszauber, die «fattura d'amore», ein Deutungsschema dar, das überwiegend als von Frauen ausgehend und sich gegen Männer richtend angenommen wird, wodurch bei ihnen schwere Störungen im leiblich-seelischen und sozialen Felde ihre Erklärung finden. Angenommen wird dabei, daß Frauen versuchen, einen Mann an sich zu binden oder einen Mann, der seine Frau verlassen hat oder ihr untreu wurde, wieder durch den Liebeszauber zurückzugewinnen.

Sehr schwere psychische oder psychiatrische Störungen werden erklärt als Befall durch eine «fattura a morte», einen «Todeszauber». Diese Form der magischen Beeinflussung kann nur durch einen «fattucchiere», einen Hexer, durchgeführt werden, der dem Opfer ein Zauberphiltrum beibringt, das aus unterschiedlichen Materialien bestehen kann.

Wie schon im Einführungskapitel ausgeführt, sind all diese als magisch introduziert verstandene Alterationen im leiblich-seelisch und sozialen Felde nicht etwa Formen eines psychologisch desintegrierten Wahrnehmungs- und Erlebenssystems schizophrener Patienten, wie dies – anhand der geäußerten Symptome – nach unseren psychiatrisch-diagnostischen Vorstellungen aufzufassen wäre. Vielmehr sind es eben, entsprechend dem traditionell und kulturell vorgegebenen Modell der «Stereotypen des Fehlverhaltens» (Linton, 1936: passim), festgelegte Äußerungsweisen dieser magisch vermeinten Beeinträchtigungsformen.

5. Kulturspezifische Mißverständnisse

5.1 Psychiatrische Mißverständnisse

Werden die in einer bestimmten Krisensituation auftretenden Mißbefindlichkeiten als magisches Betroffensein interpretiert, so stehen je nach der angenommenen Art die erlernten entsprechenden «psychischen Modelle des Fehlverhaltens», also die kulturell vorstrukturierten Beziehungs- und Beeinträchtigungsformen, zur Verfügung, die dann insgesamt oder auch nur teilweise übernommen werden.

Dem Betroffenen ermöglichen sie einmal, unbekannte, unerklärliche und somit ängstigende leiblich-seelische Mißbefindlichkeiten in erklärbare, traditionell bekannte und festgelegte Beeinträchtigungsformen zu transponieren (vgl. auch Pfleiderer und Bickmann, 1985: 86 f). Zum anderen liefern diese bekannten Muster auch die entsprechenden systemimmanenten Therapiemöglichkeiten. Und schließlich eröffnet dieser Prozeß der sozialen Mitwelt einen verstehenden und dadurch einen unvoreingenommenen angstfreien Zugang zu dem Betroffenen und stellt somit einen sozial integrierenden Akt dar.

Für einen Psychiater aus einem fremdkulturellen Bezugsrahmen, dem diese spezifischen Zusammenhänge nicht bekannt sind, stellen sich diese Befindlichkeits-, Verhaltens- und Handelnsweisen des Betroffenen natürlich als Symptome einer determinierten Erkrankung dar. So wurden diese spezifischen Beeinträchtigungsformen süditalienischer Migranten allgemein als Symptome eines psychotisch desintegrierten Wahrnehmungs- und Erlebenssystems schizophrener Patienten gewertet und mit der in der Anfangszeit der Migration als dafür adäquat erachteten Elektroschocktherapie behandelt. Es sind aber – im Sinne Kurt Schneiders – «Symptome zweiten Ranges», hier also stereotype, traditionell im volksmedizinischen Repertoir vorgegebene und partiell oder ganzheitlich übernommene Reaktionsmechanismen auf vermeinte magische Beeinträchtigungsformen.

Erst wenn diese traditionellen Reaktionsmechanismen nicht mehr als individuelle «Symptome» einer individuellen psychischen Krankheit angesehen werden, sondern als autochthone Deutungs- und Erlebensschemata, läßt sich die eigentliche diagnostische Frage stellen, nämlich die

Frage nach jener spezifischen oder unspezifischen Alteration in der psychisch-physischen oder sozialen Befindlichkeit des Betroffenen und nach dem komplexen Bedingungsgefüge, das ihn zur Übernahme dieses spezifischen Deutungsschemas und somit zu diesem unspezifischen, da kulturell vorgegebenen «Symptomenkomplex» veranlaßt.

Ebenso falsch wie diese Deutungsschemata als Symptome individueller psychischer oder psychiatrischer Erkrankungen aufzufassen, wäre es, sie den Patienten gegenüber als abergläubischen Hokuspokus zurückzuweisen. Dies würde zwar seitens der Patienten sicher keinen Protest hervorrufen, aber um so sicherer die Gewißheit, es mit einem arroganten oder zumindest mit einem sehr unwissenden Arzt zu tun zu haben. So werden diese Annahmen magischen Betroffenseins und die entsprechenden Reaktionsmechanismen von seiten der süditalienischen wissenschaftlichen Medizin keineswegs als superstitiöse Relikte eines archaischen Weltbildes bewertet und zurückgewiesen. Sie werden vielmehr als Mechanismen kollektiver und individueller Restitution bei bestimmten somatischen, insbesondere aber bei psychischen und psychosomatischen Störungen oder Erkrankungen, akzeptiert, die medizinischerseits aufgrund fehlender kognitiver Voraussetzungen innerhalb des medizinischen Laiensystems nicht oder nur unzureichend vermittelt werden können (vgl. Jervis, 1962: 343; Zimmermann und v. Petrykowski, 1983: 1122).

5.2 Somatomedizinische Mißverständnisse

Ebenso wie die kulturspezifische Symptomwahrnehmung und Symptompräsentation im psychisch-psychiatrischen Bereich zu gravierenden Fehldiagnosen führen können, sind auch im somatischen Bereich die Formen der wahrgenommenen und geäußerten Krankheitszeichen soziokulturell geprägt und decken sich häufig nicht mit unseren medizinischen Erkenntnissen und Erfahrungen.

Es sind nicht nur die geringen anatomischen Kenntnisse und auch nicht nur die meist mangelhaften Sprachkenntnisse, welche die undifferenzierte, oft völlig «diffuse» Symptompräsentation bedingen. Vielmehr stehen in allen Kulturen jeweils bestimmte Organe im Mittelpunkt vermeinten oder wirklichen Krankheitsgeschehens, und dies nicht nur in naturvolklichen Gruppen oder Übergangsgesellschaften, sondern auch in den hochdifferenzierten Industrienationen. Während beispielsweise die weitaus häufigste Diagnose in Frankreich «crise de foie», also Leberfunktionsstörung lautet, in England «stomach and intestinal disease», gastrointestinale Erkrankung, werden in Deutschland überwiegend Herzkreislaufprobleme diagnostiziert. In den südeuropäischen und vorderorientalischen Gesellschaften dagegen werden Beschwerden vor allem im Kopf sowie im Ober- und Unterbauch lokalisiert. Da letzteres Krankheitsangebot so häufig gehört wird, ist der «Ausländerbauch» als Verlegenheitsdiagnose in die Migrationsmedizin eingegangen.

Wie auch einstmals im gesamten europäischen Raum die Leber als das sensibelste und somit anfälligste Organ unseres Organismus galt, so ist auch heute noch im gesamten Orient die Leber, neben der Lunge, volksmedizinisch das am stärksten im Bewußtsein stehende Organ. Die meisten Bauchbeschwerden, insofern sie nicht eindeutig dem Magen-Darm-Trakt zuzuordnen sind, werden als Störungen der Leber verstanden. Symptompräsentationen wie: «Meine Leber tut weh», «meine Leber wird groß», «sie ist zerstückelt», «sie fällt oder schwimmt weg» (vgl. Theilen, 1985: 295 f) sind sehr häufige Krankheitsangebote, die jedoch überwiegend keinerlei organische Ursachen haben. Auf solche Krankheitsangebote erfolgt meist logischerweise die ärztlich anamnestische Frage nach eventuell früher durchgemachten Lebererkrankungen. Aussagen wie «ciğerlerim döküldü» oder «ciğerlerim büyüdü», «meine Leber fällt oder meine Leber schwillt an», können sich auf alle peritonealen Beschwerden und keineswegs nur auf eine Lebererkrankung beziehen.

Darüber hinaus ist die Leber auch Sitz negativ emotionaler Befindlichkeiten wie Antriebslosigkeit, Niedergeschlagenheit, Vitalitätsverlust und insbesondere Traurigkeit. So wird Schmerzhaftes, etwa mit großem Leid oder mit Trauer verbundene Unfälle oder Unglücke, über bestimmte Zustände oder Reaktionen der Leber verdeutlicht, wie «meine Leber ist zerissen», «ist zerfallen» oder «schwimmt weg». Solche Aussagen, in der Arzt-Patient-Interaktion gemacht, wollen nur zum Ausdruck bringen, daß es dem Betroffenen sehr schlecht geht, daß er sich traurig verstimmt, perspektivlos fühlt, überfordert, kraftlos, wie dies bei türkischen Migranten – insbesondere bei Türkinnen – im Akkulturationsprozeß sehr häufig vorkommt. Es hat so gut wie nie direkten Bezug auf eine somatische Lebererkrankung. Neben psychischen und psychosomatischen Beschwerden, die sich so ausdrücken, können über das Deutungsschema «Leber» auch all die anderen Organe des Ober- und Unterbauchs gemeint sein. Stehen erstere Beschwerden im Vordergrund, wird oft zusätzlich ausgedrückt, die «Moral sei kaputt». «Benim moralim bozuk» meint das gleiche antriebsarme Verstimmtsein, meint, sich kraftlos und überfordert zu fühlen.

Von besondere Bedeutung ist neben der Leber als Bezugsort für verschiedene Beschwerden der Magen, der dann als «abgesunken», als «gefallen», als «mide düşmesi», geäußert wird. Da diese Symptome sehr häufig vorgetragen werden, ist der sogenannte «Türkenulkus» als eine bei Türken gehäuft auftretende Erkrankung in die Literatur eingegangen, obwohl sich bisher keine epidemiologisch signifikant erhöhte Befunderhebung gezeigt hat.

Das Gefäßsystem, das im ganzen Süden Europas und insbesondere im gesamten Orient eine große Bedeutung hat, ist der Nabel. Nicht nur, daß die abgefallene Nabelschnur in vielen Gesellschaften getrocknet und in einem besonderen Gefäß als Glücksbringer und Schutz vor magischen Kräften aufbewahrt wird, ist auch späterhin der Nabel als die physisch-psychische Körpermitte gesehen und gilt sogar, bei Frauen, als ein erotisch-ästhetisches Ideal.

Symptompräsentationen wie «göbek düşmesi», «der Nabel sei gefallen», er sei «verschoben» oder gar «sehr schmerzhaft verändert» bedeuten allgemein, daß sich der Betroffene als aus dem Gleichgewicht geraten empfindet. Es ist eine Deutung des empfundenen «Verlustes der Mitte», also eine psychische oder psychosomatische Mißbefindlichkeit, die so zum Ausdruck gebracht wird, und nur höchst selten handelt es sich dabei um ein rein somatisches Geschehen (vgl. Sich, 1992: 10 f).

Von besondere Bedeutung in diesem Zusammenhang ist für südeuropäische Frauen vor allem der Uterus. Für Türkinnen ist er das wichtigste Genitalorgan, «damit Kinder gezeugt werden können» (vgl. Kayankaya, 1980: 102). Unterleibsprobleme werden daher fast immer mit dem Uterus in Verbindung gebracht. Aber auch das verspätete Einsetzen der Monatsblutung oder gar das Ausbleiben wird mit großer Sorge wahrgenommen, weil dadurch, wie gezeigt, in der Vorstellung der Türkinnen, nicht nur das «schlechte» oder «giftige» Blut den Körper verlassen kann, was zu verschiedenen Beschwerden wie Unwohlsein, Nervosität und vor allem zu Kopfschmerzen führt, sondern weil dadurch auch der Uterus vergiftet oder zumindest entzündet werden kann.

Neben der Leber, die genauer die «schwarze Leber», «karaciğer», genannt wird, ist die Lunge, die «weiße Leber», «akciğer», von ähnlicher Bedeutung für alle thorakalen Beschwerden bei türkischen Patienten. Auch hier kann es zu großen Mißverständnissen kommen, wenn Patienten dem Arzt gegenüber Lungenbeschwerden angeben, nur weil sie im Brust-, Rücken- oder Halsbereich irgendwelche Mißbefindlichkeiten spüren. Und es kann sogar vorkommen, daß türkische Patienten Leberprobleme darstellen und den Ort der Beschwerde im Thorax angeben, weil sie für die Lunge, akciğer, die weiße Leber, einfach den Ausdruck «Leber» gebrauchen.

Als weiterer Grund für die uns so diffus erscheinende Symptompräsentation ist die in allen hier in Frage stehenden Gesellschaften die ganzheitliche Auffassung von Leib und Seele und somit auch die Vorstellung des ganzheitlichen Betroffenseins aller Organe durch die Krankheit zu nennen. Es ist für unsere ausländischen Patienten kaum vorstellbar, daß – wie im Denken unseres naturwissenschaftlich orientierten Medizinsystems – ein Organ oder ein Körperteil krank sein soll und der Rest des Körpers gesund. Aussagen unserer ausländischen Patienten wie «alles krank», «alles schmerzt» sind somit nicht auf Sprachschwierigkeiten zurückzuführen oder gar auf geringe Differenzierungsfähigkeit aufgrund mangelnder Intelligenz, sondern sind Ausdruck eines ganzheitlich empfundenen Krankseins. Aufgrund der Vorstellung, daß die Krankheit – wie gezeigt – als Entität, als selbständiges Sein im Umfeld des Menschen existiert und von außen her den Körper penetriert und ihn insgesamt affiziert, ist eine partielle Erkrankung nicht denkbar, auch wenn sich die Krankheit im oder äußerlich am Körper lokal manifestiert.

Weil im Krankheitsverstehen nie die Krankheit als solche im Mittelpunkt des Interesses ausländischer Patienten steht, sondern nur deren Ursache und Wirkung und – bei ihnen unbekannten Erkrankungen hauptsächlich – die Prognose, ist Krankheit für sie nur im Sinne des Krankseins bedeutend, und zwar als individuelles Geschehen. Dieselbe Krankheit kann nach Auffassung dieser Gesellschaften bei verschiedenen Individuen völlig verschieden wirken. Es ist nie *die* Krankheit, sondern immer meine Krankheit.

In dieser Hinsicht entstehen darum nicht geringe Verstehensprobleme, geht doch die naturwissenschaftlich orientierte westliche Medizin – wie gezeigt – davon aus, daß Krankheit eine meßbare regelwidrige Abweichung von einer wissenschaftlich festgelegten Norm ist, ein objektives Faktum also, dem Allgemeingültigkeit zukommt, ohne Berücksichtigung kultureller, sozialer und individueller Determinanten. Hier handelt es sich also um eine biologische Auffassung der Krankheit, deren Wirkung auf alle Menschen gleich ist. Die Krankheit wird so reduziert auf einen Befund, auf ein pathologisches Substrat, und kann auch abgelöst vom Betroffenen diskutiert werden.

Unsere Einschätzung der Gefährlichkeit und der Art und Weise der Wirkung einer Krankheit kann sich daher völlig unterscheiden von diesen Vorstellungen in anderen Kulturen und somit auch in denen unserer ausländischen Patienten. Während diese eine bestimmte Krankheit als äußerst gefährlich einzuschätzen vermögen und demzufolge ihr Erleben und Verhalten entsprechend den traditionellen Vorstellungen ihrer Herkunftsgesellschaft gestalten, mag es sich für unsere Medizin um eine Bagatellerkrankung handeln.

Entsprechende Aussagen unserer Ärzte und Pflegekräfte wie: «Die sind bei jeder Kleinigkeit schon ganz kaputt, brechen immer gleich zusammen und leiden sich zu Tode!» zeigen beredt diese Mißverständnisse. Andererseits empfinden unsere ausländischen Patienten in Situationen solch divergierender Einschätzungen, daß wir sie nicht verstehen, sie nicht ernst nehmen, daß wir möglicherweise ihre Krankheit nicht erkannt haben, oder daß es sich um eine solch lebensbedrohliche Erkrankung handelt, die wir ihnen nicht mitzuteilen wagen.

6. Krankheitswirkungen und psychophysische Reaktionen

Da die Krankheit als eigenständiges Sein, von außen her eindringend, den Körper immer ganzheitlich affiziert, ist sie auch nur durch ihre Wirkung existent und definiert und nicht etwa, wie in den wissenschaftlich medizinischen Annahmen, auch unabhängig vom Betroffenen zu erfassen und zu diskutieren (vgl. Seidler, 1979:179). Auch wenn die Krankheit laienmedizinisch als eigenständiges Sein aufgefaßt wird, so hat sie doch keinerlei praktische oder spekulative Bedeutung in einem von dem Betroffenen unabhängigen Sinne. Krankheit gelangt nur in der Weise ins Bewußtsein, wird zum Gegenstand der Auseinandersetzung und erhält ihren jeweiligen Stellenwert, wie sie Krankheit am Menschen ist. Nur durch ihre krankmachende Wirkung beweist sie ihre Existenz.

Die Auffassung des ganzheitlich, leiblich, seelisch und sozial einwirkenden Morbus bedingt dementsprechend auch eine die ganze Persönlichkeit erfassende Reaktion. So klagen ausländische Patienten durchwegs über allgemeinen Vitalitätsverlust, über Abgeschlagenheit und Erschöpfung, über Antriebslosigkeit bis hin zu einem völligen psychisch-physischen «Nicht-mehr-Können», und dies bereits bei Erkrankungen, die auch in ihrem eigenen Verständnis keineswegs als lebensbedrohlich gelten. Ausgedrückt wird dies, besonders von türkischen Patienten, wie gezeigt, summarisch als «kaputte Moral», als «moralim bozuk», und von italienischen Patienten nicht selten als «esaurimento nervoso», als Nervenzusammenbruch.

Untrennbar verbunden mit der Krankheit ist vor allem die Schmerzproduktion. Und da, entsprechend der ganzeitlichen Krankheitsauffassung, eine lokale Krankheitsmanifestation allgemein von untergeordneter Bedeutung ist, werden auch Schmerzen überwiegend ubiquitär empfunden. Aussagen von ausländischen Patienten wie: «überall Schmerz» oder «alles Schmerz» sind dementsprechend nicht als mangelnde Sprachbeherrschung oder als geringes Differenzierungsvermögen zu verstehen.

Im Sinne des leiblich-seelischen und auch sozialen Betroffenseins durch eine Krankheit trifft ihre Wirkung somit auch nicht nur den Kranken, sondern im besonderen Maße auch seine Mitwelt. Krankheit ist nie ein individuelles Ereignis, sondern immer auch eine soziale Angelegenheit. Weil jeder einmal krank werden kann, benötigt er – da ärztliche Hilfe nicht nur sehr beschränkt möglich ist – den intensiven Beistand seiner sozialen Mitwelt, seiner Angehörigen, Verwandten, Nachbarn, Freunde und Bekannten, deren Verpflichtung es ist, in vollem Umfang materielle und ideelle Hilfe zu leisten. Darüber wacht die soziale Kontrolle der Gruppe, die jeden auch noch so geringen Verstoß gegen diese Beistandspflicht negativ sanktioniert.

Aus diesen Verhaltensnormen resultieren dann in unseren medizinischen Institutionen nicht geringe Mißverständnisse und oft sogar gravierende Konflikte, wenn ausländische Mütter selbst dann nach Mitaufnahme drängen, wenn ihre stationär zu behandelnden Kinder schon im jugendlichen Alter sind und ihre Erkrankung keineswegs bedrohlich ist. Dementsprechend ist es auch kein Mißtrauen gegenüber den ärztlichen, vor allem aber den pflegerischen Maßnahmen, wenn Angehörige nicht nur während des ganzen Tages am Bett ihres erwachsenen Patienten ausharren, sondern auch noch die Nachtwache übernehmen wollen. Dem Kranken bringt diese kontinuierliche Zuwendung Trost und Beistand in seinem Leid und vermittelt ihm das Gefühl der Geborgenheit, was er sonst in unseren anonymen Kliniken nicht finden würde. Den Angehörigen vermittelt sie das ruhige Gewissen, alles Erdenkliche für die Gesundung beigetragen zu haben und sich auch gegenüber der Gruppe keiner Norm-Verletzung schuldig gemacht zu haben.

Während wir davon ausgehen, daß der Kranke viel Ruhe braucht und Entspannung, um seine Selbstheilungskräfte mobilisieren zu können, sich «gesundschlafen» soll und eine abständige, zurückhaltende Pflege den Gesundungsprozeß fördere, können diese Vorstellungen und die darauf gegründeten Handelns- und Verhaltensweisen unseres ärztlichen und pflegerischen Personals eine geradezu destruktive Wirkung auf unsere ausländischen Patienten haben. Sie empfinden dies als Desinteresse und Vernachlässigung oder als diskriminierende Verachtung, weil sie Ausländer sind. Nicht selten setzen solche Betreuungsformen aber überwertige Phantasien bei ihnen frei, wie mangelnde diagnostische Kenntnis der Ärzte bezüglich ihrer außergewöhnlichen Erkrankung, oder, daß diese so gefährlich oder gar infaust sei, daß eine Heilung nicht erwartet werden kann und man sie daher bereits «abgeschrieben» habe. Meist nur durch einen schmerzlichen Lernprozeß können – im Vergleich mit der Behandlung und Betreuung deutscher Patienten – diese Vorstellungen korrigiert werden.

Da, wie gezeigt, Symptom und Grunderkrankung allgemein gleichgesetzt werden, ist das Wirken einer Krankheit durch das Symptom verstanden und die Heilung abgeschlossen, wenn das Symptom verschwunden ist. Schmerz- oder fieberfrei zu sein bedeutet demnach, die Krankheit überwunden zu haben, da ja keine Wirkung mehr zu verspüren ist. Krankheit als einheitliches Sein kann sich, neben der subjektiv empfindbaren, nicht auch noch in einer objektiven Reaktion des Körpers manifestieren, die die Krankheit nicht selbst ist.

Daher bedarf es meist intensiver und geduldiger Aufklärung, damit, vor allem bei ambulanter Behandlung, die Compliance gewährleistet ist und bei stationärer Aufnahme verständlich wird, daß der Heilprozeß noch nicht abgeschlossen ist, obwohl die Krankheitszeichen beherrscht sind.

7. Das Krankheitserleben ausländischer Patienten

Die gezeigte, heute in der Medizin geltende naturwissenschaftlich biologistische Auffassung, daß Krankheit ein objektives Faktum sei, welches unbeschadet kultureller, sozialer und individueller Determinanten Allgemeingültigkeit besitzt und auch ablösbar vom Betroffenen diskutiert werden kann, legt logischerweise nahe, daß das Wirken der Krankheit an allen Betroffenen schlechterdings gleich oder sehr ähnlich sein muß und dementsprechend auch das Befinden und somit auch das Erleben und Empfinden der Krankheit identisch ist, gleich welcher Kultur und welcher sozialen Schicht der Patient angehört. Diese Annahme führt in der klinischen Praxis grundsätzlich zu gravierenden Mißverständnissen in der Interaktion mit ausländischen Patienten.

Nicht nur die Auffassungen von der Kausalität der Krankheit und ihrer Wirkweise, von ihrer entsprechenden Diagnostik und Therapie sind, wie gezeigt, kultur- und schichtspezifisch, sondern ebenso auch das Erleben, Erleiden und die Formen des Äußerns der Krankheit. Alle diese Verstehens- und Verhaltensweisen sind im spezifischen Sozialisations- und Enkulturationsprozeß des Individuums in seiner Herkunftsgesellschaft aus der mitmenschlichen Erfahrung gelernt, normativ verankert und mehr oder minder stark internalisiert. Im Kranksein werden sie dann Grundlage des Erlebens und Verhaltens und dementsprechend zum Ausdruck gebracht.

Natürlich ist dabei die Ausübung von Art und Umfang dieser traditionellen Erlebens-, Verhaltens- und Äußerungsweisen nicht rationaler Entscheidung unterworfen. Vielmehr laufen sie unreflektiert emotional geleitet in dem erlernten rituellen Muster ab, das natürlich als das einzig richtige, absolut geltende Verhaltenspattern verstanden wird. Alle anderen Formen des Krankseins werden dagegen als fremd empfunden, als gefühllos, gehemmt, als unsensibel und undifferenziert, ja sogar als unmenschlich abgelehnt.

Wie Krankheit erlebt wird, welche Phantasien und Ängste mit dem jeweiligen Krankheitsbild verbunden sind, wie diese geschlechts- und altersspezifisch zugelassen und geäußert werden können, hängt grundsätzlich von der soziokulturellen Struktur der betreffenden Gesellschaft ab. Entsprechend dem kulturellen Leitbild und den darauf gründenden sozialen Werten, Normen und Rollen wird auch das Verhalten des einzelnen im Krankheitsfalle – seine Krankenrolle – festgelegt.

So sind Kranksein und Krankheitserleben in animistischen Kulturen sehr unterschiedlich geprägt im Vergleich zu buddhistischen, muslimischen oder christlichen Kulturen, wie auch diese untereinander wieder deutlich verschieden sind.

Selbst bestimmte Erleidens- und Erlebensformen, die als «objektiv» gelten, weil sie neurophysiologisch erklärbar sind – wie der Schmerz –, sind doch keineswegs unabhängig von der erlernten und internalisierten Umgangsform mit diesem Reiz. Inwieweit der Schmerz ins Bewußtsein treten kann, zugelassen, eingeordnet und bewertet wird, gelebt, sich ihm hingegeben, oder er unterdrückt, verdrängt oder gar durch autosuggestive Methoden völlig ausgeschaltet wird, ist grundsätzlich verschieden von Kultur zu Kultur, von Gesellschaft zu Gesellschaft und innerhalb der Gesellschaft zwischen Stadt und Land und selbst jeweils von Schicht zu Schicht, und dabei noch geschlechts- und altersdifferenziert.

7.1 Das psychische Krankheitserleben

Wie im Vorhergehenden dargestellt, werden psychische und psychosomatische Störungen oder Erkrankungen nur sehr selten von ausländischen Patienten als solche erkannt, akzeptiert und auch in ihrer Symptompräsentation entsprechend wiedergegeben.

Häufig werden diese, wie gezeigt, in den Mustern ihrer traditionellen volksmedizinischen Krankheitskonzepte als magische Beeinflussung aufgefaßt, oder die Patienten projizieren ihre psychischen Störungen in verschiedene Körperregionen oder Organe und äußern dementsprechend beharrlich somatische Beschwerden. Selbst nach intensiver körperlicher Abklärung, ohne daß relevante Befunde erhoben werden konnten, sind sie doch nur sehr schwer zu überzeugen, daß sie organisch gesund sind (vgl. auch Ete, 1984: 150 f; Leyer, 1991: 94 f). Wird ärztlicherseits dann doch auf psychischen oder psychosomatischen Befunden bestanden und die Bedeutung zu vermitteln versucht, so wird die Diagnose allzuoft angstvoll erschreckt zurückgewiesen mit dem Hinweis, man sei doch nicht verrückt.

Wie die Weltgesundheitsorganisation festgestellt hat, nimmt mit der fortschreitenden Urbanisierung auch die Tendenz zur Somatisierung zu. «In einer materialistischen Gesellschaft – es gibt ja kaum eine andere mehr – nimmt der Trend zum Organischen zu, was auch in einfachen Kulturen festzustellen ist. Die Degeneration ist auch dort soweit fortgeschritten, daß körperliches Leiden akzeptiert wird, während man psychisch Kranke diskriminiert.» (Kielholz zit. n. Kielhorn, 1984: 18).

Werden psychische oder psychosomatische Beschwerden nicht direkt als körperliche Leiden erlebt, so werden sie allgemein als Unlustgefühle, als Antriebslosigkeit und Kräfteverlust zum Ausdruck gebracht. Man fühlt sich «kaputt», schwer, appetitlos, traurig, kann schlecht schlafen, hat Angst, ohne genau angeben zu können, warum, und man ist «sprachlos», besonders die Frauen, die oft völlig verstummen. Von türkischen Patienten wird dieser Symptomkomplex – wie bereits erwähnt – als «Verlust der Moral» bezeichnet (vgl. Ete, 1986: 140 ff).

Zwingmann (1961: 445; ders., 1964: 70 ff) hat in diesem Zusammenhang auf das seit dem siebzehnten Jahrhundert beschriebene Heimwehsyndrom hingewiesen, auf die «nostalgia» oder die «Heimwehe», wie sie erstmals von dem Basler Arzt Johann Hofer 1678 dargestellt wurde (vgl. auch Greverus, 1965: 2 f). Obwohl die Ursachen der psychischen Störungen keinesfalls nur auf den Verlust der Heimat und der affektiven Beziehungslosigkeit zur neuen Umwelt und Mitwelt im Aufnahmeland zurückgeführt werden dürfen, sondern meist von sehr komplexer Kausalität sind (vgl. Brucks u.a., 1985: 342 ff), sind die Symptome, die psychisch kranke Migranten zeigen, sehr ähnlich denen, die unter dem Begriff «nostalgisches Syndrom» beschrieben sind.

Je größer der kulturelle Unterschied zwischen Herkunfts- und Aufnahmegesellschaft und je weiter die räumliche Entfernung zwischen dieser und dem Heimatland der Patienten ist und dementsprechend auch geringer die Möglichkeit, jederzeit – auch vielleicht nur für einige Tage – nach Hause fahren zu können, desto stärker sind die Anteile der Symptome des «nostalgischen Syndroms» innerhalb des Gesamtsymptomkomplexes der vorliegenden Störung.

Die seit zweihundert Jahren beschriebenen Symptome, die Söldner, Soldaten, Knechte und Mägde, Flüchtlinge, Migranten und Immigranten zeigten, die längere Zeit von ihrem Zuhause getrennt waren, sind insgesamt sehr einheitlich: Traurigkeit, Angst, Apathie, Appetitlosigkeit und verschiedenen funktionale Beschwerden des Herzens, des Kopfes und des Magens und natürlich das kontinuierliche auf die Heimat zentrierte Denken, das schließlich zu Verwirrtheitszuständen und selbst zu Wahnideen führen konnte. Viele Patienten selbst führen die genannten Beschwerden auf den Verlust der Heimat und auf die mangelnde Integrationsfähigkeit im Aufnahmeland zurück, wobei jedoch die zugrundeliegenden Störungen keinesfalls mit dem «Heimatverlust» korrelieren müssen.

Daß viele Patienten jedoch ihre psychischen Beschwerden mit den Lebensbedingungen in der Aufnahmegesellschaft in Zusammenhang bringen, ist naheliegend. Auch wenn keine konkreten Bereiche, die psychisch traumatisierend wirken könnten, angeführt werden, sondern nur sehr undifferenziert Unzufriedenheit mit den Wohn- und Arbeitsbedingungen oder gar nur mit dem schlechten Wasser und der schlechten Luft geäußert wird, worunter vor allem die türkische Wohnbevölkerung zu leiden scheint, so ist allein schon der Umstand, in einer sehr unterschiedlichen soziokulturellen Mitwelt und physischen Umwelt leben zu müssen, für viele Grund genug, ihre Lebenssituation allgemein als deprimierend zu erleben. Natürlich ist diese Grundstimmung dann naheliegende Erklärungsmöglichkeit für alle leiblich-seelischen und sozialen Befindlichkeitsstörungen.

So werden unter diesen Gesichtspunkten viele psychische Störungen oder Erkrankungen als personale Zerrissenheit, als «Kulturgespaltenheit» erklärt, die durch die Auffassung der italienischen Migranten hinsichtlich ihrer unbefriedigend empfundenen Identität zum Ausdruck kommt: «stiamo qui solamente con il corpo, lo spirito resta a casa.», «Hier ist nur unser Körper, unsere Seele ist zu Hause.» Für die meisten jedoch gilt, und das ist sogar weitgehend bewußt, aber doch gerne verdrängt, daß nach längerem Auslandsaufenthalt nicht einmal mehr ihre Seele zu Hause ist, ja daß sie überhaupt kein Zuhause mehr hat (vgl. Leyer, 1991: 42 f).

So verklären Hunderttausende im Laufe des Jahres in einer «retrospektiven Änderung des Wunschbildes» ihr Herkunftsland, insbesondere ihre Heimatgemeinde, ihre soziale Gruppe, ihre Familie, ihre Verwandten, Nachbarn und Freunde, bei gleichzeitiger Entwertung ihrer neuen Mit- und Umwelt, und dann im Jahresurlaub zu Hause, enttäuscht von den realen Verhältnissen, sich nicht mehr zurecht zu finden und oft vorzeitig zurückzukehren, um bald darauf wieder, in der «nostalgischen Illusion», in subjektiver Überbewertung ihr «Zuhause» zu verklären (vgl. Zwingmann, 1964: 76; Kursal-Ahlers, 1992: 77 f; Fischer, 1994: 78 f).

Dieses «Entwurzelungssyndrom» (vgl. Groß u. Bock, 1988: 13 ff), unter dem unzählige Migranten leiden – vor allem diejenigen der ersten Generation, die aufgrund ihres ursprünglich auf wenige Jahre angelegten Migrationsplans nie an eine völlige Integration dachten, sondern bestenfalls eine partielle Akkulturation zulassen wollten und bis heute, oft nach Jahrzehnten des Aufenthaltes hier, immer noch in der Rückkehrillusion leben –, ist nicht nur an sich ein eigenständiger Morbus und Grund dieser vielfältigen Symptome, sondern gleichzeitig Auslöser oder Verstärker multipler pathogener Prozesse.

So zeigt sich einerseits ein Symptomwandel von den generalisierten Beschwerdenbildern wie Unlust, Vitalitätseinbußen und Kräfteverlust sowie Appetitlosigkeit hin zu Asthma und Magengeschwüren, die so häufig diagnostiziert werden, daß bereits der «Türkenulkus» in die Literatur einging, sowie hin zu koronarer Herzkrankheit, Erkrankungen des rheumatischen Formenkreises und vor allem zu chronischen Infekten der oberen und unteren Luftwege (vgl. Kielhorn, 1984: 20 f). Andererseits sehen wir einen Wandel von den funktionellen Beschwerden hin zu eindeutigen somatischen Befunden und den ursprünglich hysterisch agitierten Krankheitsbildern hin zu den stillen appelativen Formen, vor allem bei Frauen und weiblichen Jugendlichen, wie etwa psychogene Gangstörungen und psychogene Lähmungen (vgl. Riedesser, 1982: 135; Lehmkuhl, 1983: 78f).

7.2 Das körperliche Erleben der Krankheit

Ebenso wie die psychischen Störungen und Erkrankungen, ob somatisiert oder als generalisiertes Mißbefinden im Krankheitsangebot ausländischer Patienten dargestellt, werden auch eindeutig lokalisierbare körperliche Beschwerden meist nicht organspezifisch, sondern, entsprechend dem gezeigten holistischen Krankheitsverständnis, diffus als körperlich-seelisches Leiden erlebt. Dementsprechend sind die Patientenangaben «alles krank», «ganz krank, überall» oder «überall Schmerzen» nicht schlechthin als undifferenzierte Angaben geistig einfach strukturierter Menschen zu werten, sondern als Ausdruck ihres traditionellen ganzheitlichen Krankheitsverständnisses. Solche Symptompräsentationen, die von unseren Ärzten als unbrauchbar verworfen werden und die umfangreiche Labor- und Apparatemedizin in Gang setzen, können jedoch grundsätzlich diagnostisch verwertet werden, wenn dieses ganzheitliche Mißbefinden erst einmal akzeptiert und bei der Untersuchung dann die genauere Lokalisierung, etwa des Schmerzes, bestimmt werden kann (vgl. Şaştımdur, 1995: 228 f).

Auch generalisierte Aussagen wie «alles Schmerz» können hinsichtlich des Schmerzgeschehens und der Formen des Schmerzes ganz sicher auch entsprechend konkretisiert werden, wenn ärztlicherseits, wie auch allgemein bei deutschen Patienten üblich, die verschiedenen Schmerzqualitäten abgefragt werden. Auch bei geringerer Sprachkompetenz der ausländischen Patienten sind differenzierte Angaben zu erhalten, ob der Schmerz etwa stechend, ziehend, klopfend, bohrend etc. ist, ob das Schmerzgeschehen kontinuierlich oder in Intervallen auftritt und wie die Schmerzintensität ist, wenn wir nur die Bereitschaft aufbringen, uns auf sie geduldig einzulassen und vielleicht einen etwas höheren Zeitaufwand zugestehen, der sich dann vielfach auszahlt gegenüber dem sonst nötigen technisch diagnostischen Aufwand (vgl. Leyer, 1991: 76 f).

Das Leiberleben im Kranksein

Im Unterschied zu den soziokulturellen Einstellungen und Verhaltensweisen der mittel- und nordeuropäischen Gesellschaften zum Leib, den Leibwahrnehmungen und dem Erleben des eigenen Leibes sind diese in den Gesellschaften Südeuropas und Kleinasiens wesentlich sensibler. So wird im Norden nicht nur die Empfindlichkeit des Körpers schon von Kind auf unterdrückt und Verletzungen wesentlich weniger tragisch empfunden als im Süden Europas. Sogar Formen partieller Selbstverstümmelung, wie es die akademischen Burschenschaften pflegten und auch heute noch teilweise pflegen, gelten als männlich und die Narben als Zeichen akademischer Bildung. Selbst die ästhetische Einstellung zum Körper wird im

Norden nur allzugern und allzuschnell als Eitelkeit oder gar als Narzißmus abgewertet – wohl aus dem protestantisch-calvinistischen Ethos resultierend –, während die katholisch-barocken Einstellungs- und Verhaltensmuster der südeuropäischen Gesellschaften sich vielmehr an dem Kanon der Klassik orientieren.

So gilt auch heute noch überall dort das apollinische Schönheitsideal, nach dem der menschliche Körper – der weibliche und auch der männliche – beurteilt wird. Das erstrebenswerte Menschenbild im Sinne des kulturellen Leitbildes des Südens bedeutet: körperlich schön zu sein, aber auch gebildet entsprechend dem humanistischen Ideal, mit der Gabe, seinen geistigen Fähigkeiten Ausdruck verleihen zu können, Würde und Stolz zu besitzen, sicher, überlegen und unabhängig zu sein. Es ist auch hier ein holistisches Prinzip des innerlich und äußerlich schönen Menschenbildes, das es in besonderem Maße zu pflegen gilt.

Dazu kommt, daß die doch weitgehend emotionale Haltung gegen jedwede Beschädigung des menschlichen Körpers durch die christlich traditionelle Auffassung ideologisch untermauert wird, daß am Jüngsten Tag die Auferstehung nur des unversehrten Leibes möglich ist. Darum werden Amputationen, aber auch schon irgendwelche Operationen, die das Äußere des Körpers verändern, in solch traumatischer Weise erlebt, die den Ärzten und Pflegenden in unseren Krankenhäusern kaum mehr verständlich sind. Schon aus deren Sicht unbedeutende Narben, auch an üblicherweise verdeckten Körperregionen, werden von ausländischen Patienten als schwere Entstellungen erlebt, vor allem, wenn es sich dabei auch noch um solch unverständlich schlechte Narbenanlagen handelt, wie sie allzu häufig von unseren Chirurgen produziert werden.

Schon temporäre Körperveränderungen, wie der Verlust des Kopfhaares (etwa in Zusammenhang mit neurochirurgischen Operationen oder bei der Chemotherapie), können vor allem von Frauen traumatisch erlebt werden. Nicht selten zeigen Türkinnen, in deren Kultur zudem die Kopfhaare hoch erotisch besetzt sind, schwer depressive Zustandsbilder, die lange Zeit andauern können, wenn sie aufgrund medizinischer Maßnahmen ihr Kopfhaar verlieren. Auch intensive psychologische Aufklärungsgespräche vor den entsprechenden therapeutischen Maßnahmen, vor allem dabei die Versicherung, daß die Haare wieder nachwachsen, und meist um so schöner, können solch gravierende Reaktionen der Patientinnen nicht immer verhindern.

Selbst routinemäßige nicht-invasive Maßnahmen wie Blutentnahme können schon als Störungen der körperlichen Unversehrtheit gewertet werden. Diese nach unserer Ansicht überempfindliche Reaktion erklärt sich einmal aus der Vorstellung der südeuropäischen bäuerlichen Gesellschaften, daß das Blut Träger allen leiblich-seelisch-geistigen Seins ist, sozusagen die vis vitalis der menschlichen Existenz. Zum anderen gilt allgemein die Annahme, daß die Blutmenge konstant und das Blut nicht regenerierbar ist.

Jede Blutabnahme bedeutet somit Entzug wichtigster Körperkräfte. Und da weiterhin die Blutmenge unterschätzt und die Abnahmemenge oft grotesk überschätzt wird, ist die Befürchtung verständlich, daß gerade im Krankheitsfalle, also im geschwächten Körperzustand, Blutentnahme noch eine zusätzliche Schwächung des gesamten leiblich-seelischen Seins bedeutet und den Heilprozeß entscheidend verzögern kann.

Aussagen wie: «Die machen mich noch völlig blutleer» zeugen von diesen ernsthaften Befürchtungen. Ihnen könnten wir leicht begegnen, wenn wir die Blutentnahmen besser koordinierten, die Abnahmemenge auf den wirklich notwendigen Umfang begrenzten und vor allem bei der Blutentnahme die Patienten entsprechend aufklären würden über die in ihrem Körper enthaltene Blutmenge, über die Menge, die abgenommen, und über die Zeit, in der diese Menge wieder regeneriert wird.

Berührungsbarrieren und taktile Defizite

In allen südeuropäischen und orientalischen Gesellschaften ist, wie gezeigt, die Körperlichkeit und der Bezug zum Körper wesentlich stärker ausgebildet als in Mittel- und Nordeuropa. Dabei ist nicht nur das ästhetische Moment des weiblichen und auch des männlichen Körpers von besonderer Bedeutung, wie etwa das apollinische Schönheitsideal des christlichen Bereichs, sondern auch der Umgang mit dem Körper, mit dem eigenen und dem der anderen. Nicht nur die Bewunderung der Gestalt, die Bewegung des Körpers im Gang und im Ausdruck der einzelnen Körperregion, vor allem der Arme und Hände in der Gestik, sondern auch die vielfältige Berührung des eigenen Körpers und, entsprechend der Normen des Anstands und der Sittlichkeit, auch des Körpers des anderen. Man umarmt sich, man geht Arm in Arm, auch die Männer, und man drückt in den vielfältigsten Formen und feinabgestuften Intensitäten der Berührungen oft mehr aus, als Worte zu sagen vermögen.

Diese Verhaltensweisen werden schon im frühsten Sozialisations- und Enkulturationsprozeß des Kindes erlernt. Schon im Säuglingsalter werden Kinder geherzt, gestreichelt, liebkost, gedrückt, umarmt und geküßt und dies nicht nur von den Eltern, sondern, von Arm zu Arm gereicht, auch von Verwandten, Freunden und Nachbarn. Aus diesem taktilen «bambinismo», wie die Italiener selbst ihre «Kindervernarrtheit» bezeichnen, beziehen die Kinder eine kontinuierliche Zuwendung und das Gefühl der uneingeschränkten Zugehörigkeit, der körperlichen Nähe und Geborgenheit. Kinder werden oft jahrelang gestillt – und nicht nur von der eigenen Mutter –, schlafen, in der ländlichen Familie, oft mit allen zusammen in einem Bett und haben bis zu einem bestimmten Alter keine Scheu vor Nacktheit und gegenseitiger körperlicher Berührung.

Dieser so früh erlernte Umgang mit Körper und Körperlichkeit ist prägend für das spätere Leiberleben und für die Einstellung und Beziehung zum eigenen und zu fremden Körpern.

So werden Krisensituationen viel öfter nonverbal erleichtert durch körperliche Zuwendung, durch Händehalten oder Umarmen, durch den Arm um die Schulter legen, durch Berühren des Gesichtes oder durch den Wangenkuß, als durch reden und zureden, durch diskutieren und ausdiskutieren, durch analysieren, durch raten, beraten oder zuraten, wie dies hier üblich ist, kühl sein, den Kopf behalten, ja nicht zu nahe treten.

Natürlich sind im Krankheitsfalle die taktilen Zuwendungen zum Kranken noch wesentlich ausgeprägter und vielfältiger, da das Gefühl der Zusammengehörigkeit, des intensiven Beiseins und des Festhaltens, des nicht Loslassens, des Mitfühlens und Mitleidens dem Kranken die emotionale Verbundenheit und die uneingeschränkte Unterstützung demonstriert, ihm das Gefühl der Geborgenheit und des Mitgetragenseins vermittelt und ihm Hoffnung und Zuversicht gibt.

Unser Unbehagen, ja unsere Angst vor allzu großer körperlicher Nähe des fremden Anderen, die wir als Zumutung, als Auf-den-Leib-Rücken empfinden, als Anmaßung und auch als Respektlosigkeit, wird von ausländischen Patienten nicht als unsere spezifische Gehemmtheit, als unser Unvermögen verstanden, sondern als bewußte Ablehnung, als Zurückweisung und Distanzierung gegenüber dem ungeliebten Fremden. Für sie ist natürlich ihre kulturelle Prägung und ihre Erfahrung, das eigene Wert- und Normsystem – wie in allen Gesellschaften – das absolut geltende, einzig richtige, und sie können sich daher kaum vorstellen, daß andere Gesellschaften ihr Verhalten zu Körper und Körperlichkeit nach völlig unterschiedlichen Normen und Rollen einrichten, wie auch wir unsere derartigen Einstellungen und Verhaltensweisen als die schlechthin absolut geltenden ansehen und die ihrigen ausgesprochen negativ sanktionieren.

Dazu kommt, daß in allen Gesellschaften des Südens, aufgrund der schwachen politischen Zentralinstanz und der völlig unzuverlässigen Verwaltungen, versachlichte Beziehungen sich nie entwickeln konnten. Alle sozialen Interaktionen sind daher nur als personale Beziehungen verständlich. Man wendet sich nie an ein Amt oder an eine Klinik um Rat oder Hilfe, sondern nur an einen Beamten oder Arzt dort, den man kennt oder an den man durch Freunde, oder durch Freunde der Freunde, empfohlen ist. Ein Amt als solches wie auch eine Klinik als solche sind völlig anonyme Abstrakta, die erst Gestalt und Funktion gewinnen, wenn man sich dort an jemand direkt wenden kann.

Die Überweisung an eine Klinik, ohne dort zu einem bestimmten Arzt geschickt worden zu sein, errichtet von vornherein bereits eine nicht einfach zu überwindende Barriere. Hat man dann dort einen zugewandten, verständnisvollen Arzt oder eine sympathische Schwester gefunden, so wird aus diesem fremden, beängstigenden Ungeheuer Klinik ein vertrauter attraktiver Hort – auch, wenn man nicht mehr gesehen hat als die Aufnahme und ein Untersuchungszimmer –, wohin man immer wieder gerne geht, zu Dr. X und Schwester Y. Um so größer ist aber die Enttäuschung, wenn dann einmal die Bezugsgruppe X-Y nicht da ist. Nach dem heimatlichen Prinzip des «do-ut-des», «wie Du mir, so ich Dir», das den Umgang im Zwischenmenschlichen genau so regelt wie den vertraute vermenschlichte Umgang mit seinem Schutzheiligen, gestaltet sich dann, aus seiner Sicht, Art und Weise der gegenseitigen Beziehung. Nach Vorstellung des Patienten und seinem normativen Verständnis werden dabei die einzelnen Zuwendungen ideeller und materieller Art nicht gegenseitig aufgewogen, weder qualitativ noch quantitativ. Irgendwann ist es dann auch nicht mehr klar, wer in wessen Schuld steht. Ab diesem Augenblick tritt dann das Moment der Freundschaft hinzu, Freundschaft instrumentaler Art natürlich. Sie besitzt nicht ganz die Qualität der intimen, brüderlichen Freundschaft, die sich im Laufe eines Lebens gestaltet, kann aber auch ein Leben lang dauern und sehr erfüllend sein.

Da im Mittelpunkt der südeuropäischen Gesellschaften die Familie steht, die etwa «für das Bewußtsein des Sizilianers die einzig lebende Institution ist» (Sciacia, 1964: 133), sind natürlich alle Familienmitglieder demjenigen, der einem der ihren etwas Gutes getan hat, in Dankbarkeit verbunden und zu Dank verpflichtet. Dieses wird dann üblicherweise in der großartigen, oft überschwänglichen Geste des Gebens ausgedrückt, auch wenn es die wirtschaftlichen Verhältnisse keineswegs gestatten würden. Es ist Ausdruck des bestehenden Kulturideals, das den einfachen Bauern mit dem adligen Großgrundbesitzer verbindet.

Und noch etwas ist verbindlich normativ festgelegt: Wer Freund eines Familienmitgliedes ist, wird zum Freund der ganzen Familie, wird sozusagen sozial adoptiert. In richtige Bahnen gelenkt kann es mit zum Schönsten gehören zu erfahren, daß man neben seiner eigenen Familie noch zu einer weiteren gehört, auf die man immer, auch nach vielen, vielen Jahren noch, zählen kann.

Solch mitmenschlich intensive Beziehungen zu ausländischen Patienten lassen sich auch ohne profunde Sprachkenntnisse aufbauen und sogar über den Klinikaufenthalt hinaus aufrecht erhalten, wenn Ärzte und Pflegende ihre «splendid isolation», oder besser gesagt ihre uns eigentümliche Hemmung oder gar Verklemmung aufgeben und sich einmal dem Affekt hingeben könnten, den auch sie selbst in der Not so sehnsüchtig begehren.

Es sind ja so bescheidene Handlungen, die so hohen Symbolwert besitzen: Bei dem Patienten ein paar Augenblicke am Bett sitzen, ihm vielleicht einmal die Hand auf die schmerzende Stirn legen oder ihm auch mal die Hand halten in Momenten der Angst. Oder ihm einmal den Arm um die Schulter legen, ein Stück Arm in Arm mit ihm gehen und ihn vielleicht sogar zu umarmen in den Momenten tiefster Verzweiflung oder auch überschäumender Freude. Wie schade, wenn man sieht, wie Chirurgen fast zur Salzsäule erstarren und völlig unbeholfen, verlegen mit rotem Kopf Patienten abwehren, die ihnen nach einer gelungenen Operation in dankbarster tiefempfundener Freude die Hand oder gar die Wange küssen möchten, worauf diese ihnen dann linkisch erklären, sie hätten eben nur ihre Pflicht getan (wie das Gesetz es befahl!).

Empirische Untersuchungen zeigen, wie sehr ausländische Patienten sich auf die Nähe zu Arzt und Pflegenden angewiesen fühlen und wie sehr sie dies hier vermissen. Die Ärzte, klagen türkische Patienten, würden sich nie ans Bett der Patienten setzen, würden ihnen nie auf die Schulter klopfen: «Wie geht's, Bruder? Kein Händeschütteln, keine Berührung: Gutes Produkt (Knecht) des Gottes, was verlierst Du denn, wenn Du mich ein einziges Mal berührst? Immer mit Maschine ... immer mit Maschine. Bist Du Arzt oder ist die Maschine Arzt? Warum kannst Du einen anderen Menschen nicht anrühren? ... Warum kannst Du mich nicht berühren? Habe ich vielleicht die Pest?» (Theilen, 1985: 300 f).

Sollten ausländische Patienten in diesen Bedürfnissen enttäuscht werden, so schließen sie sich meist an die Reinmachfrauen auf den Stationen an, von denen sie, auch wenn es sich nicht um Landsleute handelt, doch mehr emotionale Zuwendung erwarten und meist auch erhalten, als vom deutschen Stationspersonal.

Auch wenn allgemein nur wenige Minuten am Morgen und vielleicht nochmals ein paar Momente am Nachmittag verbleiben und meist nicht mehr Zeit bleibt, als um einen Händedruck zu tauschen oder während dem Aufwischen des Bodens, dem Aufräumen und dem Putzen der Nachttische und dem Eßtisch im Zimmer wenige Sätze miteinander zu sprechen, vielleicht auch ein bißchen mehr, wenn es dem Patienten sehr schlecht geht oder wenn Angehörige zugegen sind: Für ausländische Patienten sind dies oft die schönsten und wertvollsten Augenblicke während des sonst deprimierenden Tages.

Jede Stationsleitung und jede Pflegedienstleitung ist gut beraten, wenn sie die Reinigungszeit für die Krankenzimmer nicht zu kurz bemißt. Die wenigen Minuten, die die ausländischen Reinigungskräfte mit ausländischen Patienten «vertun», zahlen sich mehrfach aus, da diese kurzen Gespräche für die Patienten nicht nur eine willkommene Abwechslung in dem alltäglichen Behandlungsgeschehen sind, sondern für viele, die keine Angehörigen haben oder die sehr weit entfernt wohnen, den einzigen Kontakt zur Außenwelt darstellen; vor allem aber tragen sie zur psychischen Stabilisierung der Patienten bei.

Krankheitserleben auf der Krankenhausstation

Von besonderer Bedeutung für kranke ausländische Patienten ist darüber hinaus das Umfeld, das ihr Kranksein mitbestimmt und das ihr Erleben und Erleiden und somit den Gesundungsprozeß entscheidend beeinflußt.

Auf deutschen Krankenstationen sind zwar die Schwierigkeiten und Mißverständnisse mit ausländischen Patienten Alltagsprobleme, ein spezielles Eingehen auf ihre Vorstellungen und Bedürfnisse ist aber nur vereinzelt gegeben, obwohl dadurch nicht nur die Stationsarbeit wesentlich erleichtert würde, sondern vor allem die affektiven Beziehungen zwischen ihnen und dem pflegerischen und ärztlichen Personal.

Für ausländische Patienten ist es jedoch besonders schwer, sich damit abzufinden. Sie sind in einem noch viel stärkeren Maße wie deutsche Patienten mit einer schwer zu bewältigenden Eintrittsangst belastet. Üblicherweise ist ihr Gesundheitszustand schlecht und somit Vitalität und Mut beeinträchtigt und sie müssen, getrennt von allem Vertrauten, in einer unbekannten Institution für kürzere oder längere Zeit bleiben, ohne oft die geringste Vorstellung zu haben, welchen Prozeduren sie unterzogen werden.

Es ist daher sehr verständlich, wenn ausländische Patienten, ganz unbewußt, sofort personale Beziehungen zum Stationspersonal aufzubauen versuchen. Dies entspricht ihrer traditionellen normativen Prägung und wirkt gleichzeitig kompensierend für ihre Ängste, Verunsicherungen und sozialen Verluste, die sie mit Eintritt auf die Station erleiden.

Finden sie unter den Ärzten der Station – vor allem aber unter den Pflegenden – die eine oder andere Persönlichkeit, für die ihr Fremdsein keine Barriere darstellt, um eine natürliche ungezwungene Beziehung aufzubauen, und die vielleicht sogar noch bereit ist, gewisse Zugeständnisse zu machen und auf bestimmte Eigentümlichkeiten ihres Verhaltens einzugehen, so legen sie bereitwilligst «ihr ganzes Herz in die Wagschale», um die geforderte Patientenrolle peinlichst genau zu erfüllen.

Daß dies jedoch so selten gegeben ist, liegt vor allem einmal an der mangelnden transkulturellen Ausbildung sowohl der Mediziner als auch der Pflegenden, obwohl in unzähligen Ländern, vor allem in den klassischen Einwanderungsgesellschaften, diese längst institutionalisiert ist und darüber bereits eine umfangreiche Literatur vorliegt (vgl. Leininger, 1983: passim; Uzarewicz u. Piechoka, 1997: passim). Zum anderen sind die Vorstellungen von pflegen und gepflegt werden, wie sie auf unseren Krankenstationen herrschen, denen, die unsere ausländischen Patienten mitbringen, in weitem Umfange völlig entgegengesetzt. Während hier die der Krankenpflege zugewiesene Aufgabe sich mehr und mehr auf die Behandlung der Krankheit richtet und dadurch immer weniger auf das Kranksein des Patienten, während die Pflegekräfte durch die Einbeziehung in den diagnostischen und therapeutischen Prozeß zu Heilsgehilfen werden und die Krankenpflege zum medizinischen Hilfsberuf wird, ist Krankenpflege im Süden Europas noch sehr stark geprägt durch das Leitbild, das sich auf den christlichen Geboten der Nächstenliebe und der samaritanischen Hilfsbereitschaft sowie auf dem vermeintlich biologischen Grundmuster weiblicher pflegerischer Instinkte gründet (Zimmermann, 1993: 785 f). Dazu kommt, daß aufgrund der prekären wirtschaftlichen Lage der südeuropäischen Gesellschaften das Zahlenverhältnis zwischen Pflegenden und Kranken wesentlich ungünstiger ist als in den reichen Industrienationen Mittel- und Nordeuropas, so daß es unerläßlich ist, daß auch die Angehörigen der Kranken weitgehend in die stationäre Pflege miteinbezogen werden müssen.

Da zudem, wie dargestellt, es in all diesen Gesellschaften soziale Verpflichtung ist, Kranken uneingeschränkt beizustehen, empfinden ausländische Patienten die in deutschen Krankenhäusern geltenden Pflegeformen, die Stationsregeln und die ihnen zugewiesene Patientenrolle als fremd, ja als unnatürlich.

Auch ihre Angehörigen, die gewohnt sind, einen Großteil der pflegerischen Aufgaben zu übernehmen und dies auch uneingeschränkt tun würden, fühlen sich dadurch in die Distanz zu ihrem kranken Angehörigen gedrängt und ihrer sozialen Verpflichtung entzogen. Auch wenn sie nicht in die Pflege miteinbezogen werden, so wird doch eine dauernde Präsenz beim Kranken – auch nachts – angestrebt. Für Muslime ist es nicht nur soziale Verpflichtung, sondern auch religiöses Gebot, das im Koran verankert ist. Daß ein solches Begehren auf vielen Stationen zurückgewiesen wird, ist verständlich, da im seltenstenen Falle ausländische Patienten in einem Einzelzimmer untergebracht sind.

Ähnlich verhält es sich mit der hohen Besuchsfrequenz und der meist großen Besucherzahl, die vom Kranken gewünscht wird und sein Kranksein erleichtert. Da dies meist den Stationsablauf stört und insbesondere die Mitpatienten im Zimmer, wird der Besuch allgemein zeitlich und zahlenmäßig von der Stationsleitung eingeschränkt. Daß er von den Pflegenden nicht selten insgesamt als unangenehm empfunden wird, geht aus den Exklamationen der Stationsangehörigen hervor: «Jetzt kommt die Landplage wieder», «die Meshpoke», «die Großfamilie», «der Clan», die zwar eine gewisse humorvolle Komponente beinhalten, aber auch einer subtilen pejorativen Färbung nicht entbehren.

Da die stationäre Pflege für alle Patienten eine nicht geringe allgemeine Einschränkung bedeutet, vor allem durch den Verlust ihrer Statussymbole, durch die Nivellierung ihres sozialen Prestiges als gleichrangiger Patient in einer medizinischen Institution, durch die Einschränkung ihrer Mobilität und den weitgehenden Verlust ihrer Intimität, kommt nun für ausländische Patienten als ganz besondere Belastung die Beschränkung der Information und insbesondere der Kontaktmöglichkeit hinzu, was von deutschen erwachsenen Patienten weniger traumatisch empfunden wird.

Die von allen Patienten dadurch erlebte Zurückverweisung auf ihren Körper und auf ihr Empfinden und Befinden, was bei längerem stationären Aufenthalt zur Erhöhung des Verlustes der Selbstkontrolle sowie zu einer erhöhten Sensibilität und egozentrischen Wahrnehmung führen kann, wird von ausländischen Patienten noch wesentlich häufiger und intensiver erlebt.

Im Gefolge solcher Verunsicherungen und Belastungen können dann bei ausländischen Patienten, wenn die Informations-, vor allem aber die kontinuierliche Kontaktmöglichkeit mit den Angehörigen ihrer Gruppe stark beschränkt wurde, wesentlich stärker noch als bei deutschen Patienten resignative und oft sogar regressive Verhaltensweisen auftreten. Sie kommen vor allem zum Ausdruck in kindlichen Gebarensweisen, in starker emotionaler Abhängigkeit vom Pflegepersonal, in hypochondrischem Gehabe und schließlich auch in oft bizarrer Unzuverlässigkeit des Urteilsvermögens. Diese regressiven Verhaltensweisen führen bei ausländischen Patienten, wenn nicht völlig hypochondrisch bestimmt, allgemein zu einer Überanpassung an die Rolle des «braven Patienten», der schicksalsergeben bereitwillig alles über sich ergehen läßt, dabei aber mehr in kindlich emotionale Abhängigkeit zum Pflegepersonal gerät, anstatt seine psychischen Selbstheilungskräfte zu mobilisieren.

Da ausländische Patienten noch sehr viel weniger als deutsche den diagnostischen und therapeutischen Prozeß unserer Labor- und Apparatemedizin durchschauen und sich noch weiter als deutsche Patienten aus dem gesamten Heilprozeß ausgegrenzt und sich oft nur noch als Objekt medizinischer Manipulation fühlen, sind solche Regressionstendenzen nur zu vermeiden, wenn die Patienten intensiv über Diagnose und Therapie und dabei über die einzelnen therapeutischen Schritte und deren Zusammenhänge sowie über die Behandlungsdauer und die Prognose aufgeklärt werden.

Natürlich ist die Erfüllung solcher Forderungen gegenüber ausländischen Patienten noch mit wesentlich größeren Schwierigkeiten verbunden als bei deutschen Patienten. Oft scheitert bereits eine entsprechende Arzt-Patient-Interaktion an den sprachlichen Defiziten auf beiden Seiten und an den mangelnden anatomischen und physiologischen Kenntnissen der Patienten.

Aber wie viele Krankenhäuser beweisen, ist auch da ein Weg, wenn der entsprechende Wille vorhanden ist.

8. Abweichendes Krankheitsäußern ausländischer Patienten

Krankheit ist in allen Gesellschaften mit solch prekären ökonomischen Verhältnissen, wie sie in den Herkunftsländern unserer ausländischen Migranten gegeben sind, nie ein rein individuelles Ereignis.

Zwar ist Krankheit als solche, wie sie im medizinisch-wissenschaftlichen Sinne auch abgelöst vom Betroffenen Gegenstand der Betrachtung sein kann, von keinerlei Bedeutung für den ausländischen Kranken, entscheidend ist nur ihre je spezifische Manifestation am Kranken, aber Kranksein impliziert immer auch die nähere und weitere soziale Mitwelt des Betroffenen.

Da in ihren Heimatländern kein solch hochspezialisiertes, umfassendes und engmaschiges Gesundheitssystem existiert, ist Krankheit ein existenzbedrohendes und sozial desintegrierendes Ereignis, das daher grundsätzlich den Beistand, vor allem den der Familienangehörigen, fordert, aber auch den der Verwandten, Freunde und Bekannten. Die Bedrohlichkeit und existentielle Gefährdung der Krankheit wird in ihrer Schärfe abgemildert, in dem sie von der gesamten Bezugsgruppe mitgetragen wird. In der permanenten Zuwendung, die der Kranke dabei erfährt, fühlt er sich geborgen, denn die Formen des ihm entgegengebrachten Mitleids sind sozial insitutionalisierte Rollen, die er kennt und auf die er Anspruch hat. Umgekehrt muß der Kranke aber auch seiner sozialen Mitwelt sein Leiden, seine Angst und seine Verzweiflung mitteilen. Sein Kranksein muß entsprechend in den speziellen von der jeweiligen Gesellschaft institutionalisierten appellativen Verhaltensmuster demonstriert werden. Dies kann von Kultur zu Kultur sehr verschieden, meist jedoch sehr emotional ablaufen, was auf unseren Krankenstationen zu großen Mißverständnissen und sogar zu erheblichen Konflikten zu führen vermag, weil wir nicht gewohnt sind, mit diesen nicht selten höchst agitierten Demonstrationen umzugehen.

Unsere Maxime: «Lerne leiden ohne zu klagen», oder «mit großer Geduld ertragenes Leid», «und wie's da drin aussieht, geht keinen was an», und all die vielen Proverbien, die auf unsere heroische Attitude des Leidens hinweisen, haben noch nie dem Kranken geholfen, sondern bestenfalls den Pflegenden und sind den Gesellschaften Südeuropas völlig unverständlich.

Die «hysterisch agitierten Krankheitsbilder», die in den Anfangsjahren der Migration noch sehr häufig und bei Frauen aus dem Orient und aus Nordafrika fast üblich waren, sind heute nur noch selten zu sehen. Jammernde, schreiende und ihre Angst in überdeutlicher Gestik und Mimik ausdrückende Patienten, die verzweifelt ihren Kopf umfassen, sich die Haare raufen, ihr Gesicht zerkratzen, sich aufbäumen und kaum zu beruhigen sind und dann nicht selten Taubheits- oder Lähmungssymptome angeben, sind heute nur noch in Ausnahmesituationen zu sehen. Mitteilung infauster Prognosen oder bevorstehender schwerer Operationen können jedoch ähnliche Verhaltensweisen noch immer auslösen (vgl. Kielhorn, 1984: 15 f). Mittlerweile haben sie aber auch ihre beängstigende Dramatik verloren, weil wir gelernt haben, präventiv damit umzugehen, und wissen, daß diese Krankheitsäußerungen nicht schlechthin mit dem Schweregrad der Krankheit korrespondieren müssen.

Hüten sollten wir uns jedoch, aus dieser Erkenntnis ableitend, ausländischen Patienten einen sogenannten «Klagebonus» einzuräumen. Nur allzuoft werden dadurch gravierende Erkrankungen völlig falsch interpretiert, weil man sie als demonstrative Krankheitsäußerungen ohne Krankheitswert abtut.

Andererseits aber sehen sich viele ausländische Patienten genötigt, in unseren so anonymen und versachlichten Krankenhäusern, wo sie sich durch die ruhige und abständige Pflege verängstigt und vernachlässigt fühlen, um so mehr ihr Leidensgeschehen zu äußern, um unsere Aufmerksamkeit zu erregen und die nötige Zuwendung zu erhalten.

Aus diesen Mißverständnissen haben sich dann ärztlicher- und pflegerischerseits Deutungsschemata entwickelt, die von einer resignativen Haltung bis hin zu einer zynischen Abwertung kaum mehr ausdrücken als Unverständnis und Unsicherheit: «Fernöstliche Wehleidigkeit», «Mamma-mia-Syndrom», «Südländerkrankheit», «maghrebinischer Ausnahmezustand», «Spaghettimangelsyndrom», «Morbus Bosporus» oder gar «türkischer Totalschaden» sind sicher Verlegenheitsdiagnosen ohne den geringsten medizinischen Aussagegehalt, geben aber Zeugnis davon, daß man in vielen unserer Krankenhäuser immer noch nicht vermag, auf Menschen aus anderen Kulturen entsprechend vorurteilsfrei zugewandt und verstehend eingehen zu können.

9. Die traditionellen volksmedizinischen Therapien in südeuropäischen und kleinasiatischen Gesellschaften

9.1 Therapien zur Krankheitsexternalisierung

Entsprechend der erwähnten Vorstellung der südeuropäischen und kleinasiatischen bäuerlichen Gesellschaften, daß die Krankheit als solche in vielfältiger Form als eigenständiges Sein im Umfeld des Menschen existiert und von außen her – vorzugsweise durch die Körperöffnungen – den menschlichen Körper penetriert und ihn ganzheitlich affiziert, wird Therapie allgemein als Austreibung der Krankheit aus dem Körper verstanden. Damit der Gesundungsprozeß einsetzen kann, muß diese exogen einwirkende monokausale «materia peccans» unverzüglich durch eine adäquate Therapie eliminiert werden. Traditionellerweise geschieht dies nach den Vorstellungen, die auch hier jahrhundertelang galten und auch heute noch zum volksmedizinischen Repertoire gehören, nämlich, daß man Krankheiten aus dem Körper externalisieren kann, etwa durch Ausschwitzen, durch Harntreiben oder durch Abführen oder Aderlaß.

Natürlich kennt man heute auch in den rückständigsten Agrargesellschaften Medikamente zur Krankheitsbewältigung, deren Wirkung dann aber wiederum, analog der traditionellen Vorstellungen, in der Krankheitsaustreibung gesehen wird.

Aderlaß und «Krankheitsschneiden»

So wird im Süden Europas, aber vor allem im Vorderen Orient, durch «Aderlaß» die Krankheit, die sich im Inneren des Organismus befindet und da vor allem in dem ubiquitären Organ, dem Blut, aus dem Körper auszutreiben versucht. Der Aderlaß wird dabei von Blutegeln besorgt, weit verbreitet ist aber auch das «Wundensetzen» durch scharfe Messer oder Rasierklingen, um Blut auslaufen zu lassen.

Natürlich geht man davon aus, daß dabei nur das krankheitstragende schlechte Blut austritt und daß der jeweilige «Aderlaß» ausreichend ist, die Krankheit aus dem Körper zu entfernen. In der Türkei wird diese Prozedur vorwiegend von den «ocaklılar», den traditionellen Heilern, ausgeführt, die neben diesen «operativen» Maßnahmen Heilungen durch Gebete, durch «muskalar», durch Amuletherstellung, durch Pflanzenpräparate, die sie zubereiten, und durch rituelles Handauflegen zu bewirken suchen.

Die provozierte Blutung kann an der Nasenspitze vorgenommen werden, durch Einschneiden der Haut hinter dem Ohr oder am Ohrläppchen, aber auch an dem Zungenuntergrund oder der Oberlippenschleimhaut. Von Bedeutung ist dabei, daß der Arzt hier bei einer ambulanten oder stationären Untersuchung diagnostisch irregeleitet wird, wenn er diese oft starken Blutungen in einen falschen ursächlichen Zusammenhang stellt.

Vor allem bei Gelbsucht wird diese Methode üblicherweise praktiziert. Mit dem «sarılık kesme», mit dem «Schneiden der Gelbsucht», wird die Hoffnung verbunden, diese Krankheit sozusagen aus dem Körper auszuschneiden. Der Ikterus, die Hautverfärbung, ist im Süden Europas eine sehr häufige Erkrankung und ist auch in allen Regionen der Türkei wegen seiner Häufigkeit und Gefährlichkeit eine sehr gefürchtete Krankheit. Dabei wird der Ikterus, der nur ein Symptom einer prä-, intra- oder posthepatischen Erkrankung ist, als eigenständige Krankheit angesehen und als solche behandelt. Wichtig ist daher, daß türkische Patienten nach Symptombesserung, also nach Verschwinden der Gelbfärbung der Skleren, der Haut und des Urins, sich als geheilt verstehen, die stationäre Entlassung betreiben und allgemein dann eine oft äußerst schlechte Compliance zeigen.

Unterschieden wird dabei zwischen Neugeborenen-Ikterus, einem «schwarzen» und einem bei Erwachsenen vorkommenden Ikterus. Alle drei Arten werden neben der gezeigten Therapie mit pflanzlichen Mitteln, wie Kräuter und Früchten oder deren Wurzeln, aber auch mit tierischen Mitteln, vor allem mit gemahlenen Rindergallensteinen und zusätzlich mit diätetischen Maßnahmen behandelt. Aber auch magisch-religiöse Vornahmen wie Heilwasser, Wallfahrten oder Mausoleumsbesuch werden alternativ oder als Begleitmaßnahmen eingesetzt.

Die Bindung der Krankheit an das Blut ist in sehr vielen Kulturen eine gängige Auffassung. Und in all diesen Kulturen wird zwischen gutem und schlechtem Blut unterschieden, wobei nicht selten dunkles und somit venöses Blut als schlechtes und arterielles als gutes Blut gesehen wird. Damit es nicht den ganzen Körper vergiftet, muß schlechtes Blut umgehend aus dem Körper entfernt werden.

Als schlechtes Blut gilt, wie dargestellt, auch das Menstruationsblut. Für Türkinnen aus den ländlichen Bereichen ist daher von großer Bedeutung, daß die Regelblutung zufriedenstellend und periodisch genau auftritt. Unregelmäßigkeiten führen meist zu depressiver Verstimmung aus Angst vor einer inneren Vergiftung.

Pflanzliche Therapeutika

Pflanzliche Heilmittel werden vor allem als Diuretika sowohl in den südeuropäischen als auch in den kleinasiatischen Gesellschaften eingesetzt, wobei Stoffe verwendet werden, die leicht zugänglich sind, wie etwa Salbei, Stiefmütterchenkraut, Petersiliensamen, Holunderblüten und auch schwarzer Tee. Sie sind alle harntreibend und werden meist im Garten oder in Hausnähe gewonnen. Als Diaphoretikum werden Lindenblüten und Holunderblüten eingesetzt. Beide Pflanzen sind auch in Mittel- und Nordeuropa, als Tees zubereitet, bekannte schweißtreibende Mittel, die früher bei Erkältungskrankheiten Verwendung fanden, weil auch hier die Vorstellung herrschte, daß die Krankheit ausgeschwitzt werden kann.

Als gängige Laxanzien werden Olivenöl und Holunderblüten verwendet, wobei die abführende Wirkung besonders durch eine Mischung aus beiden verstärkt werden kann.

Tierische Therapeutika

Als tierische Heilmittel werden vor allem Fette oder Knorpel verwendet, aber auch – vor allem im Orient – zu Mehl verriebene Rindergallensteine.

Diese alten Hausmittel, die von Generation zu Generation weitergegeben werden und Zubereitungen sind zu Tees, Salben und sonstigen Präparaten aus Kräutern, Gewürzen aber auch aus tierischen Produkten, die man in der näheren Umgebung züchtet oder wild findet, haben entweder echte pharmakologische Wirkung, oder Heilbedeutung nur aufgrund des Glaubens an die Heilkraft im Sinne der Wirksamkeit von Placebos und sicher auch durch die damit verbundene psychische Stabilisierung, die wiederum die Stimulation der Selbstheilungskräfte bewirkt.

Insbesondere gilt dies, wenn sie nicht nur auf alte islamische und arabische Medizin zurückgehen, sondern vom Propheten Mohammed im Koran empfohlen werden (vgl. Suren 19: 23-26; Sehban-al-Hind, 1987: passim).

Neben den Formen der Krankheitsaustreibung durch operative Maßnahmen oder durch den Einsatz von konkreten organischen oder anorganischen Stoffen kann die Krankheit in den genannten Gesellschaften auch durch den Einsatz übersinnlicher Kräfte bekämpft werden.

9.2 Religiöse Therapien

Gott und Heilige

Da man im christlichen und noch viel stärker im islamischen Glauben davon ausgeht, daß das Leben der Menschen und dementsprechend Krankheit und Gesundheit «in Gottes Hand liegen», wendet man sich im Krankheitsfalle natürlicherweise auch an diese göttlichen oder sonstigen heiligen Instanzen mit der Bitte um Hilfe.

Im christlichen, meist katholischen Süden sind die geeigneten Ansprechpartner dafür vor allem die Heiligen, deren Präsenz als näher aufgefaßt ist als die Gottes, der allgemein als eine viel zu abstrakte Größe empfunden wird. Den Santo, den Heiligen, erlebt man sehr konkret in der Dorfkirche. Seine spezifische Gestalt kennt man ebenso wie seine Legende und seine Wundertätigkeit. Mit ihm steht man auf vertrautem Fuße. An ihn richtet man seine Gelübde und ihm opfert man – sofern er geholfen hat – auch die versprochenen Gegengaben: «Do-ut-des», «wie du mir, so ich Dir». Der Heilige wird nicht in absoluter Wesensverschiedenheit zum Menschen verstanden, nicht in völliger Unterschiedenheit zu allem Irdischen und in der Unvergleichlichkeit und Erhabenheit wie Gott. Er ist ein konkret erfaßbares Sein, das selbst einmal Mensch in menschlicher Unvollkommenheit war, dem daher menschliche Schwäche und Hilfebedürftigkeit aus eigener Erfahrung bekannt sind. Er ist daher die nächste übermenschliche Instanz, an die man sich in seiner existentiellen Not zu wenden vermag. Das sizilianische Sprichwort «‹N'capu a lu ré c'é lu viceré» verdeutlicht dies in besonders treffender Weise: «Über dem König steht der Vizekönig», der in Sizilien, in Palermo, im Bereich möglicher Einflußnahme und vorstellbarer Gunstgewährung und nicht unerreichbar fern am königlichen Hofe in Neapel lebte (Zimmermann, 1982: 122 f; Sciascia, 1965: 16).

Wallfahrten

Aber nicht nur an den bekannten und vertrauten Dorfheiligen wendet man sich im Krankheitsfalle, sondern auch an die Heiligen in den zahlreichen Sanktuarien, zu denen man wallfahrt, denen man Votive darbringt und von denen man Heilung erwartet.

Gleiche oder ähnliche Weisen des Hilfeersuchens im Krankheitsfalle gibt es auch in den unterschiedlichen Glaubensformen des Islam, der die Heiligenverehrung aus dem Christentum übernommen hat. Man pilgert, um Linderung oder Heilung seiner Leiden zu finden, zu den «yatir», den Wallfahrtsstätten, meist Mausoleen eines Heiligen, eines Propheten oder eines weisen Mannes, dessen übernatürliche Kräfte emanieren und den Gläubigen helfen. Man betet an den Grabstätten der «yatir», legt Opfergaben nieder, schmückt den «Wunschbaum» am «yatir», verbleibt bei besonderer Bedürftigkeit eine Nacht oder mehrere Tage am Mausoleum und nimmt Erde aus der Umgebung des Grabes mit nach Hause, um die heilende Wirkung zu verlängern. Bestimmte Mausoleen sind ganz besonders wirksam bei speziellen Erkrankungen oder Behinderungen und werden von Hilfebedürftigen auch von sehr weit her, oft unter großen Strapazen, aufgesucht (vgl. Kaya, 1992: 14 f).

9.3 Heiler

Neben den religiösen Therapieformen gibt es in den Dörfern noch weltliche Instanzen, die therapeutisch wirken. Es sind vor allem die Dorfhebammen, die neben ihren eigentlichen Aufgaben als Geburtshelferinnen und Betreuerinnen der Schwangeren oft über umfangreiches krankenpflegerisches und medizinisches Wissen verfügen, da sie heute meist eine staatliche Ausbildung erfahren haben. Die «ebe», die Hebamme in den türkischen Dörfern, hat früher nebenbei auch noch religiös-magische «Heilkunst» betrieben, was heute zwar offiziell verboten, aber in abgelegenen Gebieten noch immer praktiziert wird.

Ähnlich verhielt sich dies auch im christlichen Bereich, wo die «weisen Frauen» im Verdacht standen magische Praktiken durchzuführen. Die weisen Frauen in der islamischen Kultur dagegen, die «kocakarı», wie sie im Türkischen genannt werden, praktizieren auch heute noch in den Dörfern. Sie sind besonders spezialisiert darauf, mit Kräutern, Gewürzen und anderen «Heilmitteln» bestimmte Krankheiten zu behandeln, vor allem Augenprobleme, gastrointestinale Beschwerden, Milzerkrankungen, «Nabelfall», «göbek düşmesi», und nebenbei auch noch mit bestimmten magischen Praktiken vom «nazar», vom «bösen Blick», zu befreien.

Die Heiler im Dorfe

Da die Ärztedichte in Südeuropa sehr niedrig ist – ungefähr ein Arzt kommt auf 8000, in der Osttürkei sogar auf bis zu 22 000 Einwohner – ist es natürlich, daß die Landbevölkerung sich ihre traditionellen Heiler schuf, da die meisten Dörfer nie oder höchst selten einen Arzt gesehen haben.

Durch die enorme Landflucht oder Binnenwanderung aus den unterentwickelten Agrarregionen der einzelnen Länder Südeuropas in ihre Industriezentren im Norden oder von der Osttürkei in die großen Städte des Westens, wo sich – meist in den Peripherien – Trabantenviertel, oft aber auch Slums oder «Göcikondus» bildeten, wurde die Institution der traditionellen Dorfheiler auch in die großen Städte übertragen, wo sich dann auch immer mehr die Angehörigen der einkommensschwachen unteren Sozialschichten ihrer bedienen.

Darum sollten unsere medizinischen Institutionen nicht davon ausgehen, daß Migranten, die wir der zweiten oder gar dritten Generation zurechnen, ausschließlich unsere medizinischen Krankheitskonzepte internalisiert hätten oder doch ihre traditionellen Vorstellungen bestenfalls nur rudimentär praktizieren würden. Selbst, wenn sie als ihre Herkunftsorte die großen Städte des Nordens angeben – wie etwa Mailand, Turin oder Bologna, Madrid, Bilbao oder Barcelona oder die Türken Istanbul, Ankara oder Izmir –, so bedeutet dies in der überwiegenden Zahl der Fälle, daß diese Migranten erst eine Binnenwanderung von ihren Herkunftsorten in diese Städte durchgeführt haben und dann von dort weitergezogen sind nach Mittel- und Nordeuropa. Und gerade auf dieser «Zwischenstation» in den Großstädten des Nordens oder Westens haben sie, abgesehen von schweren und schwersten Erkrankungen, eher den «Hoca» oder den «Ocaklı», also die traditionellen Dorfheiler, zu Rate gezogen als einen Arzt, von dem sie sich eher unverstanden oder arrogant behandelt fühlen.

Nach der von der Robert Bosch Stiftung finanzierten Befragung türkischer Eltern, deren Kinder in der Universitätskinderklinik Freiburg i.Br. behandelt wurden, hinsichtlich ihrer Vorstellungen, Erfahrungen und ihres Wissens zum aktuellen Krankheitsereignis des kranken Kindes und hinsichtlich ihrer Einstellungen und Erfahrungen zu alternativen, also volksmedizinischen Therapien, gaben fast vierzig Prozent der Eltern an, vor und auch noch während der medizinischen Behandlung in der Kinderklinik von ihren traditionellen Therapien Gebrauch gemacht zu haben.

Alle Befragten führten aus, daß es Krankheiten gibt, die Ärzte behandeln sollten und andere, für die die traditionellen Heiler zuständig sind, von ihnen «Arztkrankheiten» und «Hocakrankheiten» genannt. Obwohl über die Hälfte der befragten Eltern aus der zweiten Migrantengeneration stammten, praktizierten sie selbst solche «Hocatherapien» oder ließen sie von den traditionellen Heilern durchführen. Hierbei standen die Heilmethoden aufgrund magischer Praktiken mit fast 28 % weit an der Spitze. Da die interviewende Psychologin zum Klinikpersonal gehörte und dies auch den Patienteneltern bekannt war, kann man davon ausgehen, daß sich viele Eltern scheuten anzugeben, daß sie vor und auch während der klinischen Behandlung volksmedizinische Selbstbehandlungen durchgeführt hatten und noch weiterhin praktizierten, so daß sicher noch von einer bestimmten Dunkelziffer auszugehen ist. Die volksmedizinische Behandlungsrate wird daher wohl mehr als 50 % betragen. Ein besonderes Interesse innerhalb der Befragung richtete sich dementsprechend auch auf die Erklärungsmuster, die in ursächlichen Zusammenhang mit der jeweiligen Erkrankung des Kindes gebracht wurden. Auch dabei zeigte sich, daß fast 15 % der befragten Eltern als Krankheitsursache magisch-übersinnliche Einflüsse vermeinten (vgl. Ruhkopf, Zimmermann u.a., 1993: 235 ff).

Der Hoca als Heiler

Im türkisch-islamischen Bereich ist es vor allem der Hoca, der je nach seiner Ausbildung Gelehrter, Lehrer oder auch spirituell-religiöser Heiler sein kann. In den abgelegenen Dörfern kann er im Bewußtsein der Gesellschaft alles zusammen sein oder auch nur, ohne irgendwelche spezifische, anerkannte Ausbildung zu haben, Usurpator einer oder mehrerer dieser Positionen sein.

In der Bundesrepublik sind die Hocalar entweder von den islamischen Gemeinden aufgestellt oder Regierungsbeamte, die hierher beordert sind, um als Geistliche die religiösen Versammlungen zu leiten, bei Trauungen und Beerdigungen ihres Amtes zu walten und als absolute Autorität in Glaubensfragen und als Sachwalter islamischer Tugenden in den türkischen Gemeinden in Deutschland zu wirken (vgl. Röder, 1986: 127 f).

In den türkischen Dörfern, insbesondere in denen Anatoliens, ist es vor allem diese so begründete Autorität, die die Macht des Hoca legitimiert und sein Prestige begründet. Ob er seine Ausbildung in einer islamischen Hochschule erworben hat, in einer Hocaschule, oder auch nur durch Selbststudium oder ob er letztendlich nur in der Lage ist, den Koran – oder wenigstens Teile daraus – auf Arabisch zu rezitieren, ist dabei unerheblich, da diese Unterschiede von den Gemeindemitgliedern doch nicht wahrgenommen werden. Wichtig ist, daß er neben dieser religiös und sozialnormativ begründeten Autorität in den üblichen Alltagsfragen und Problemen des Dorfes mit Rat und Tat erfolgreich fungieren kann, wozu vor allem auch die Funktion des Heilers gehört (Geiersbach, 1990: passim).

Das Repertoir der Hocalar ist allgemein sehr umfangreich und schließt neben den üblichen volksmedizinischen, kräuterheilkundlichen, chiropraktischen und diätetischen auch die der islamischen kosmologischen und alchimistischen Praktiken mit ein. Die wichtigsten Behandlungen beziehen sich auf Lähmungen und Schlaganfälle, Mumps und Malaria. Aufgesucht wird der Hoca vor allem aber bei chronischen Erkrankungen, insbesondere der Epilepsie, und bei solchen, die auf der Grundlage des gegebenen volksmedizinischen Systems nicht erklärt werden können, wie bestimmte Verhaltensauffälligkeiten und Erkrankungen aus dem psychiatrischen Formenkreis. Letztere werden von ihm vorwiegend durch Gebete therapiert, wobei er enge Beziehungen zu Geistern und sonstigen übernatürlichen Instanzen knüpft, bei denen das Volk die Ursachen dieser Krankheiten vermeint. Zur Verstärkung seiner Bemühungen schreibt er «muskalar», Amulette, meist in arabischer Sprache, die der Patient sehr leibnahe am Körper tragen muß (vgl. auch Kaya, 1992: 14).

Da eine große Zahl türkischer Kranker den Hoca aufsucht, ist es nicht verwunderlich, daß auch stationär aufgenommene Patienten Hilfe durch den Hoca suchen. Entsprechend dem Wunsch christlicher Patienten nach geistlichem Beistand ist es einerseits nur recht und billig, diesen auch islamischen Patienten zu gewähren, sofern der Hoca, was mit ihm unzweideutig abgesprochen werden kann, sich nicht in die klinischerseits durchgeführte Therapie einmischt.

Andererseits kann der Hoca durch unterstützendes Gebet, durch Schreiben der «muskalar» oder durch das Verteilen der blauen Schutz- und Abwehrperlen dem Kranken die Gewißheit vermitteln, daß nicht nur die medizinische Therapie gegen seine Krankheit arbeitet, sondern auch alle magischen und religiösen Mittel, was ihm hilft, seine Hoffnung zu stärken und somit seine Selbstheilungskräfte zu mobilisieren. In diesem Sinne kann der Hoca als Kotherapeut wirken und in die medizinische Therapie integriert werden. Seine geduldete Anwesenheit und sein spezifisches therapeutisches Wirken zeigen dem Patienten weiterhin, daß Ärzte und Pflegende die Vorstellungen von Krankheit und Krankheitsheilen seiner Kultur akzeptieren, was ihm das Gefühl vermittelt, daß die Vorbehalte ihm gegenüber als Fremden wenigstens hier im Krankheitsfalle nicht wirksam sind und er als gleichwertiger Patient behandelt wird.

Aber auch auf die Angehörigen der Patienten, insbesondere auf die mitaufgenommenen Mütter kranker Kinder in der Kinderklinik, wirkt der Einfluß der Hocalar am Krankenbett psychisch stabilisierend, was dann wieder eine positive Rückwirkung auf den Kranken ausüben kann.

9.4 Magische Therapien

Wie bereits im Kapitel über die magisch introduzierten Erkrankungen berichtet, werden in der bäuerlichen Welt Südeuropas und vor allem des Orients, zahlreiche Störungen, Erkrankungen und Behinderungen, für die das volksmedizinische System keinen Erklärungsgrund zur Verfügung stellen kann, als magisch verursacht aufgefaßt.

Entsprechend dieser spezifischen Kausalerklärung erfolgt dann logischerweise die Therapie auch durch «magische Mittel» und magisch übertragene Wirkungen, die von Gegenständen oder Menschen ausgehen, denen solche «Kräfte» inhärent sind.

Fast durchweg sind die Persönlichkeiten, welche die magischen Beeinflussungen wie Bannungen und Bindungen, Verhexungen oder Verzauberungen durchführen und Neid- oder Schadenszauber stiften, auch im Besitz der magischen Potenz oder der magischen Mittel, die solche Beeinträchtigungen eliminieren können.

Die magisch-spirituellen Heiler in der Türkei

Neben dem Hoca gibt es in den türkischen Agrarregionen noch verschiedene Heiler, die durch magisch-spirituelle Handlungen Krankheiten zu heilen vorgeben. Es sind die «büyücü», die «izinli» und insbesondere die «üfürükcü», die alle angeben, durch außergewöhnliche und außersinnliche Kräfte Krankheiten heilen zu können. Meist ist es aber nicht mehr als das psychische Moment, das durch den Glauben an die Heilung für den Kranken hilfreich sein kann.

In der Bundesrepublik gelten sie als die letzte Heilinstanz, wenn alle medizinischen oder paramedizinischen Methoden «versagt» haben. Darum wird auch ihre meist ausbeuterische Haltung akzeptiert. Als Kotherapeuten bei stationärer Behandlung jedoch sollten sie aufgrund ihres zweifelhaften Rufes nicht eingesetzt werden.

Die italienischen maghi, fattucchhieri und controfattucchieri

Im ganzen italienischen Süden, im Mezzogiorno, blüht auch heute noch – und nicht nur in den rückständigen Agrarregionen, sondern auch in den Städten – eine vielschichtige magische Welt.

Grund dafür ist einmal das aus der Verelendung der bäuerlichen Gesellschaft Meridionalitaliens resultierende Verlangen nach menschlicher Heilsversicherung, die dann die essentielle Funktion der Heiligenverehrung begründet, ebenso wie all die Tauschmechanismen, nach denen einerseits der Gläubige von seinen geringen wirtschaftlichen Gütern opfert und andererseits der Klerus dafür generelle Tröstung konsentiert. Und «weil diese Riten, diese Feste, diese bildlichen Darstellungen und Vermenschlichungen dinglicher und leiblicher Instanzen und Mythen, diese Auserwählung und Einsetzung mythischer Schutzpatrone, mit denen man aber gleichzeitig in zwanglos vertraulicher Beziehung steht» (Sciascia, 1965: 22, übers. v. Vf.), auf eine völlig diesseits bezogene pragmatische Erlebens- und Verstehensweise überirdischer Phänomene gründet, wird auch das Okkulte, werden unerklärliche, geheimnisvolle Kräfte ganz natürlich und unbefragt in das Alltagsgeschehen einbezogen und sich ihrer bedient, wenn es einen bestimmten Nutzen verspricht.

Zum anderen liegt der Grund für diese ausgeprägten magischen Einstellungen und Handlungen der süditalienischen Gesellschaften auch darin, daß in der «mondo della miseria», in der «Welt des Elends», wie sie ihre eigene Lebenslage charakterisieren, vielfältige soziale Eingriffe existieren gegen die materiellen Werte, gegen Hab und Gut, aber auch gegen die ideellen Werte des Einzelnen. «Die Miseria ist eine Welt, in der seinen Nachbarn zu schätzen und seine Wachsamkeit angesichts des unbarmherzigen Existenzkampfes aufzugeben nichts anderes bedeuten würde, als ganz einfach Selbstmord zu begehen.» (Friedmann, 1953: 228; übers. v. Vf.).

Darum muß jeder jeden als potentiellen Konkurrenten, ja als Feind betrachten, der ihn in seiner Existenz bedroht, ja notwendigerweise bedrohen muß. Und daraus resultiert denn auch die grundsätzliche Einstellung dieser Gesellschaft, daß eigenes Unglück immer als Konsequenz des heimtückischen Eingriffs eines anderen zu werten ist, auch, wenn sich dies nur selten beweisen läßt. So kann selbst das Wenige zum alltäglichen Gebrauch, was ein jeder gleichmäßig kärglich in mühevoller Arbeit erwirtschaftet, Grund zu schärfsten Neid- und Mißgunstreaktionen werden. Und weil in dieser Gesellschaft «keine Wand die Menschenwelt von der Tier- und Geisterwelt trennt ..., wo alles von gegenseitigen Einflüssen abhängt, wo jedes Ding eine unmerklich wirkende Macht hat und wo es keine Grenzen gibt, die nicht von magischen Einflüssen durchbrochen werden», wie Levi (1960:57) aus seiner langen Erfahrung darstellt, sind magische Praktiken und magische Beeinträchtigungen ganz natürliche Maßnahmen zum Schutze und auch zum Angriff.

In seiner Wirkung erprobtes magisches Brauchtum institutionalisierte sich in dieser Gesellschaft zu einem spezifischen sozial-normativen System, das in seiner Ritualgesamtheit tradiert wurde, wodurch die einzelnen so kodifizierten magisch-rituellen Formen meist allen zugänglich sind. Spezielle Handlungen werden aber aufgrund allgemein anerkannter Befähigung exponierten Persönlichkeiten übertragen und ihnen eine magisch positiv privilegierte Rolle zuerkannt. Nicht selten jedoch usurpieren bestimmte Persönlichkeiten eine solche Rolle zur Schaffung eigener Machtpositionen.

So kann man sich in fast allen Dörfern des Südens und allgemein auch in bestimmten Stadtvierteln, den «quartieri del popolino», in den «Vierteln des einfachen Volkes», in seiner Not an einen «mago» oder eine «maga», an einen Hexer oder eine Hexerin wenden, die fast immer die «niedere Magie» anwenden. Sie besteht meist in der Herstellung von sogenannten «abitini» oder «breghi», Leinensäckchen, in denen verschiedene Dinge eingenäht sind. Meist sind es Getreidekörner, Hühnerkrallen, Haare von einem schwarzen Hund, aber auch kleine Strohkreuzchen oder Teile von Heiligenbildchen (vgl. Risso und Böker, 1964: 14). Die Inhalte richten sich nach der vermuteten oder bereits durch die «Ölprobe» bestätigten magischen Beeinflussung, und dementsprechend auch die Höhe des Preises. Die «Ölprobe» wird ausgeführt, indem in einen Teller oder eine Schüssel mit Wasser Öl geträufelt wird. Bleibt das Öl tropfenförmig gespannt auf der Wasseroberfläche, so gelten die Symptome, die eine magische Beeinflussung vermuten ließen, nur als Ausdruck eines gewöhnlichen Mißbefindens wie Kopfschmerzen, Übelkeit, physische Abgeschlagenheit und desgleichen. Kommt es jedoch zu einer Expansion der Öltropfen in Form von vielen kleinen Tropfenteilchen auf dem Was-

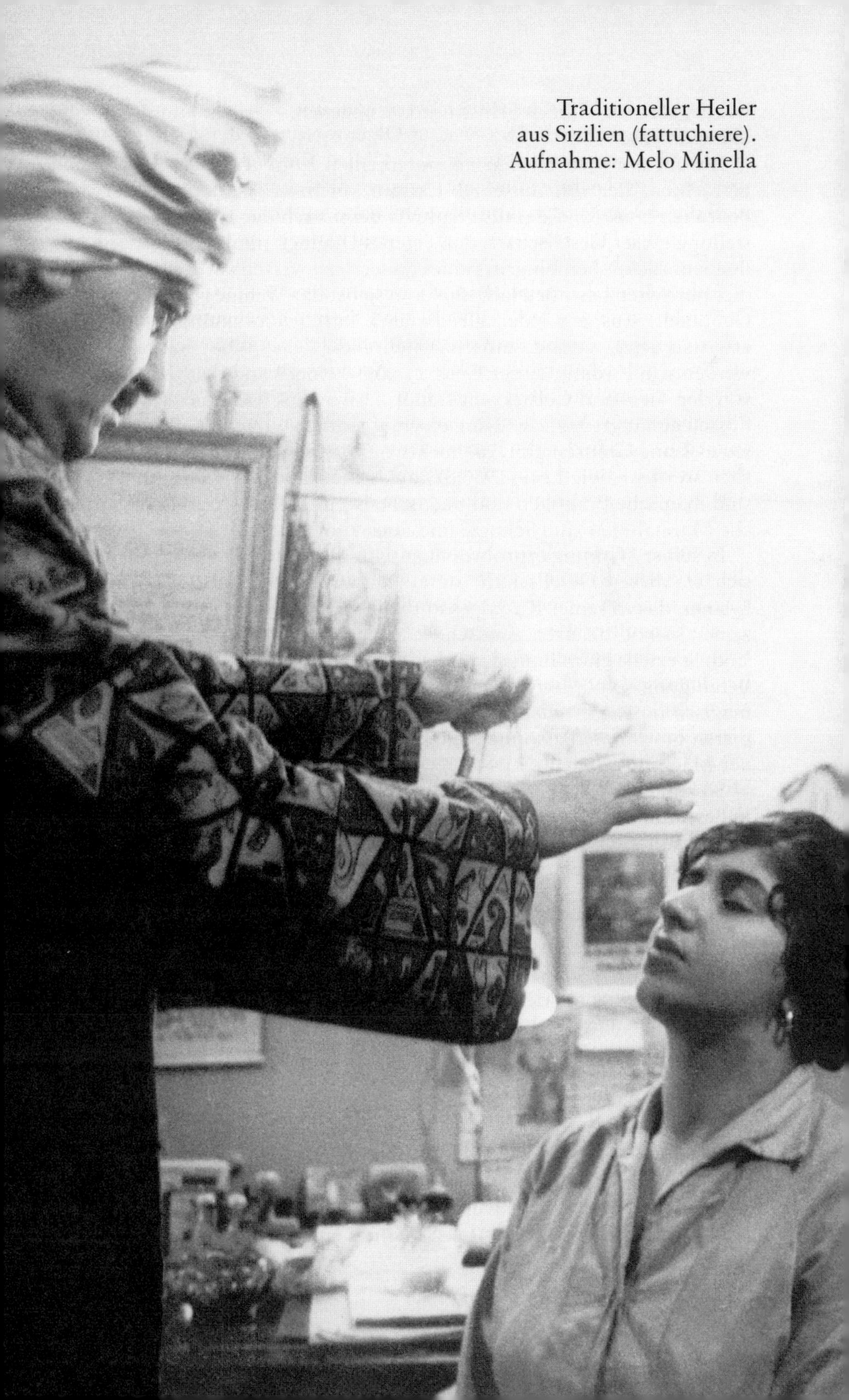

Traditioneller Heiler
aus Sizilien (fattuchiere).
Aufnahme: Melo Minella

ser, so liegt im Verständnis der Beteiligten mit Sicherheit ein magisches Beeinträchtigtsein vor. Das Wasser-Ölgemisch muß dann sofort auf die Straße gegossen werden, um so das Unheil von dem Betroffenen abzuwenden. Zur Therapie und zum Schutz vor weiterer «Ansteckung» muß man die «breghi» oder «abitini» ganz nahe am Körper tragen, mit einem Band um den Hals oder mit einer Sicherheitsnadel an der Wäsche oder an den Kleidern befestigt.

Auf unseren Krankenstationen werden diese «magischen Säckchen» gar nicht gerne gesehen. Obwohl man zwar die Bedeutung kennt oder erfahren kann, stimmt man doch keinesfalls damit überein und lehnt sie als abergläubischen Hokuspokus ab. Auch ihr oft recht unschönes Äußeres, das als unhygienisch angesehen wird, verstärkt die Ablehnung des Pflegepersonals. Vor allem, wenn diese «ekeligen Dinger» am Hals eines so niedlichen Säuglings hängen oder an seinen Windeln befestigt sind, ist dies für eine Kinderkrankenschwester fast Verpflichtung dafür zu sorgen, daß sie, wenn es sein muß, auch gegen den Willen der Mutter verschwinden.

Schon eher werden die blauen Perlen, die «nazar boncuk», geduldet, die türkische Kinder zum Schutz vor dem «nazar», dem bösen Blick, tragen, oder die kleinen roten Korallen oder die zu Hörnchen, zu «corni» geschliffenen Korallenästchen der italienischen Kinder. Sie können ja als Schmuck durchgehen, und was kümmert schon der primitive Aberglaube, den diese Ausländer damit verbinden. Zumindest kann man diesen Klimbim ja mit dem Kind waschen. Aber daß auch erwachsene Männer dieses Zeugs am Armband ihrer Uhr tragen oder gar am goldenen Kettchen am Hals, auch noch neben dem goldenen Kreuzchen, ist ja ein starkes Stück. «Nun ja, wenn sie sich dadurch stärker fühlen, diese südländischen Papagalli, wem schadet's?»

Natürlich wäre es für beide Seiten vorteilhafter, wenn die einen sich in der Eigentümlichkeit ihrer kulturellen Prägung akzeptiert fühlten und die anderen durch diese neue Erfahrung bereichert oder doch zumindest in die Lage versetzt würden, ihre eigenen als die fraglos einzig richtig aufgefaßten Werte und Normen zu hinterfragen und vielleicht sogar zu relativieren.

Alle diejenigen, die magische Kräfte haben, um damit Menschen zu beeinflussen, sind auch in der Lage, diese Einflüsse wieder aufzuheben. Eine Ausnahme ist der «jettatore», im Sizilianischen «gittaduru» genannt, der den bösen Blick, den «malocchio», an sich hat, gegen seinen Willen und ohne sein Zutun. Wo immer er auch steht und geht, im Verständnis der Gesellschaft emaniert er diese destruktive Kraft, vor der man sich «wie vor einem Pesthauch» schützen muß (Pitré, 1952: 247 f).

Gegen die schweren magischen Beeinflussungen, dagegen, wie die «fattura d'amore» oder die «fattura a morte», den Liebes- oder Totenzauber, können nur die «fattucchieri», die Zauberer, helfen. Da sie diese magischen Bindungen einleiten können, besitzen sie auch als «controfattucchieri» die verschiedenen Mittel und die magischen Kräfte, um eine «controfattura», den Gegenzauber, also die Befreiung aus dieser Bindung, durchzuführen (vgl. Pitré, 1952: 113 f).

Bei den Zauberern handelt es sich meist um sehr einfache Persönlichkeiten, die jedoch einen sehr starken suggestiven Einfluß auf ihre Mitmenschen ausüben können. Als gute Menschenkenner, ausgestattet mit einer hohen Einfühlsamkeit, sind sie wie kaum andere in der Lage, intuitiv die affektive Lage des Hilfesuchenden und sein Begehren zu erfassen. Sie müssen sofort bei der ersten Begegnung entscheiden, ob es sich um eine magische Beeinträchtigung, um einen Zauber handelt, oder um eine übliche Krankheit, für die ein Arzt zuständig ist.

Wird etwa eine «fattura» diagnostiziert, also eine psychische oder psychosomatische Störung, die, da keine anderen traditionellen Kategorien zur Verfügung stehen, als magische Beeinflussung gedeutet wird, so übernimmt der Zauberer oder die Zauberin die volle Verantwortung für die magische Therapie.

Diese kann je «Schweregrad», ob es sich etwa um eine «fascinatura», um einen magischen Bann, handelt oder um eine «fattura d'amore» oder gar um eine «fattura a morte», also um einen Liebeszauber oder gar um einen Todeszauber, sehr unterschiedliche und mehr oder minder aufwendig sein. Bei minderschweren Formen der Beeinträchtigung reichen oft schon bestimmte Amulette, die vom «fattucchiere», entsprechend der individuellen Beeinträchtiung, auch individuell aufgebaut sind. Schwere Formen benötigen zusätzlich spezifische Beschwörungsformeln, die das Blut Christi, die Hl. Dreifaltigkeit oder die Jungfrau Maria um Hilfe ersuchen. Die schwersten Formen wie der Todeszauber können nur durch eine entsprechende magische «Entbindung» aus der «fattura» therapiert werden. Zusätzlich ist es daher nötig, das Zauberphiltrum, mit dem der Zauber dem Opfer beigebracht wurde, zu finden und zu vernichten.

Die Entbindung erfolgt nach einem genau festgelegten Ritus, indem der «fattucchiere» einen «nastro», eine Kordel mit neun Knoten, nimmt und jeden Tag, beginnend an einem Freitag um Mitternacht, unter Aufsagen von fünf Vaterunser, fünf Ave Maria und fünf Gloria Patri einen Knoten auflöst, dabei die zu befreiende Person nennt und den Dämon im Namen Gottes und Mariens um Hilfe bittet. Dieser Vorgang muß sich dann an den acht folgenden Tagen genauso wiederholen, wobei beim Aufsagen der Beschwörungsformel und der Gebete kein Fehler unterlaufen darf, damit der ganze Ritus nicht wieder von vorne beginnen muß (vgl. Zimmermann, 1982: 136 f).

Zwischen dem «Zaubertherapeuten» und dem Hilfesuchenden darf dabei kein größeres Gewässer sein, da die magische Kraft nicht über weite und tiefe Flüsse, Seen oder gar Meere wirkt. Aus diesem Grunde können auch Süditaliener aus Sizilien oder Sardinien ihre vertrauten magischen

Heiler im Heimatort nicht um Hilfe ersuchen, also beispielsweise Befreiungsriten gegen eine bestimmte magische Bindung wie etwa eine «fattura» durchführen lassen, da die Einwirkung von den Inseln übers Meer nicht möglich ist. Daraus erklärt sich auch, daß viele Meridionalitaliener bei bestimmten Erkrankungen ängstlich starrsinnig darauf bestehen, Heilung oder zumindest Besserung ihrer Leiden nur zu Hause erreichen zu können.

Auch, daß südeuropäische oder aus dem islamischen Bereich stammende Mütter, die doch nach der Auffassung unserer Kinderkrankenschwestern meist «wie die Glucken über ihren kranken Kindern hängen», hin und wieder über Tage nicht auf Station erscheinen, und dann natürlich vorschnell als «Rabenmütter» bezeichnet werden, hat nicht selten seinen Grund in einem gerade durchzuführenden magischen Ritus, der Tage dauern kann und nicht unterbrochen werden darf. Natürlich werden die Eltern des kranken Kindes ihr außergewöhnliches Verhalten nur dann wahrheitsgemäß erklären, wenn sie sich sicher sind, daß diese von ihnen selbst oder durch einen traditionellen Heiler in ihrem Beisein durchgeführte magische Therapie von Ärzten und Pflegekräften verstanden und nicht als Konkurrenz zur klinischen Behandlung aufgefaßt wird.

Vor allem, wenn ausländische Patienten die Erfahrung gewinnen, daß ihre traditionellen magisch-mythischen Vorstellungen und Praktiken nicht als primitive Relikte einer eigentümlich archaischen Weltanschauung angesehen werden, sondern als eine Form möglicher Welterklärung einer anderen Kultur, die ihnen Sicherheit gibt und im Krankheitsfalle Ängste abzubauen hilft und Hoffnung zu schöpfen, dann können ihre Schutz- und Heilmittel – wenn sie geduldet werden – auch nicht «primitiver Zauberkram» sein, sondern im Sinne von «das eine tun und das andere nicht lassen», die Gewißheit und Beruhigung vermitteln, alles erdenklich Mögliche zur Überwindung der Krankheit getan zu haben.

Patienten, die sich in dieser Gewißheit einer stationären medizinischen Behandlung anvertrauen, werden sicher die auf deutschen Klinikstationen verlangte Patientenrolle des vertrauensvollen, kooperativen, strikt complianten, bescheidenen – eben «braven Patienten» – eher übernehmen als Patienten, die sich nur als Objekte medizinischer Manipulation empfinden.

10. Ausländische Kinder im Krankenhaus

10.1 Die soziokulturelle Lage ausländischer Kinder in Deutschland

Neben den vielfältigen Problemen, die sich im Zusammenleben zwischen der deutschen Residenzgesellschaft und den verschiedenen Ausländerpopulationen ergeben, wird die prekäre Situation der ausländischen Kinder und Jugendlichen, die hier leben, kaum je zur Kenntnis genommen.

Während schon zum Zeitpunkt des Anwerbestops 1973, bei einer damaligen Gesamtzahl von 2,5 Millionen ausländischer Einwohner, unter insgesamt 635 533 in der Bundesrepublik geborenen Kindern bereits 99 088 oder rund 15,6 % Ausländerkinder waren (vgl. dazu Werhahn, 1976: 1109), stieg dieser Anteil bis heute kontinuierlich an. Obwohl auch die Geburtenziffer ausländischer Kinder, die noch 1989 32 pro 1000 der ausländischen Wohnbevölkerung betrug (vgl. GZ der deutschen Kinder: 11/1000), sich mehr und mehr der Zahl der pro Jahr lebend geborener deutscher Kinder näherte, befinden sich heute hier mehr als eineinhalb Millionen Kinder der permanent residierenden Migrantenfamilien. Dazu kommt dann noch die nicht geringe Zahl der Kinder von Spätaussiedlern, Asylbewerbern und Bürgerkriegsflüchtlingen. Da alle bisherigen Regierungen davon ausgegangen sind, daß die Bundesrepublik kein Einwanderungsland sei und die Arbeitsmigration dementsprechend nur eine temporäre Erscheinung, schien die große Anzahl der Ausländerkinder sozusagen nur eine «quantité negligeable», eine zu vernachlässigende Größe zu sein.

Das hat Tradition in Deutschland. So war es, als man sie noch Gastarbeiterkinder nannte und so ist es auch heute, obwohl sie nun Migrantenkinder heißen, überwiegend hier geboren sind, ihre Sozialisation und Enkulturation in diesem Land erhalten haben, besser Deutsch sprechen als ihre sogenannte Muttersprache, die Werte, Normen und Rollen der Residenzgesellschaft meist wesentlich tiefer internalisiert haben als die ihrer Herkunftsgesellschaft, die sie oft nur durch ihre sporadischen

Urlaubsbesuche kennen, und obwohl sich selbst ihre Identität vorwiegend mit Deutschland verbindet oder sie bestenfalls, aufgrund des nicht selten erheblichen Anpassungsdrucks, den ihre Eltern ausüben, bikulturell geprägt sind.

Diese unterprivilegierte Marginalgruppe trifft immer nur dann ins politische Bewußtsein, wenn sie zweckfunktional dienlich ist. So erinnert man sich in den vielfältigen Rentendebatten gerne an ihre Existenz und an den Beitrag, den sie zukünftig leisten könnten, da in absehbarer Zukunft die dann noch in Arbeit stehenden Deutschen nicht mehr die Renten ihrer Alten sichern können. Oder man erinnert sich ihrer schlagartig in der Frage nach den Gründen der jugendlichen Gewaltbereitschaft, unter dem gängigen Hinweis auf die angeblich signifikant erhöhte Kriminalitätsrate ausländischer Jugendlicher. Ebenfalls sehr lebhaft wird die Erinnerung an sie wach, wenn es darum geht, die Gründe des beklagenswerten Niveaus an den deutschen Schulen zu eruieren. Hier wie dort ist die Erinnerung an Migrantenkinder nützlich, weil sie vom Versagen der deutschen Gesellschaft, in der einzelne von ihnen kriminell werden, und der Schule, die in ihrem Bildungsauftrag nicht nur an ihnen scheitert, ablenkt.

Daß für diese sozusagen kryptogam gehaltene Population, die je nach Bedarf in ihrer Existenz revitalisiert werden kann, diese gesellschaftliche Abdrängung in eine prekäre Marginallage mit nur sehr geringen soziokulturellen und vor allem ökonomischen Zukunftschancen sich nicht gerade gesundheitsförderlich auswirkt, ist evident und kann durch zahlreiche empirische Untersuchungen belegt werden. Obwohl nun aber schon seit mehr als drei Jahrzehnten nicht nur von der Pädiatrie, sondern auch von seiten der Kinder- und Jugendpsychiatrie, der Psychologie, der Soziologie und Medizinsoziologie, von der Pädagogik und selbst von der Ethnomedizin auf den im Vergleich mit deutschen Kindern wesentlich schlechteren Gesundheitszustand ausländischer Kinder und Jugendlicher immer wieder hingewiesen wurde, sind bis heute weder umfassende und effektive, weder präventiv noch kurativ und noch weniger rehabilitativ gezielte Maßnahmen ergriffen worden, um ihre gesundheitliche Lage zu verbessern.

Neben der geringen Bereitschaft der Residenzgesellschaft, der gesundheitlichen Lage der ausländischen Kinder und Jugendlichen mehr Aufmerksamkeit zu widmen, sind auch die ausländischen Eltern in nicht geringem Maße verantwortlich für den schlechteren Gesundheitszustand ihrer Kinder. Sie stellen ihre kranken Kinder sehr viel seltener den medizinischen Institutionen vor, weil ihre meist sehr schlechte Sprachbeherrschung und der ungewohnte Umgang mit der mitteleuropäischen Medizin eine erhebliche Barriere für sie darstellt. Weitere Ursachen sind die weit geringere Sensibilität ausländischer Eltern gegenüber den Krankheitsanzeichen ihrer Kinder, ihre unterschiedlichen traditionellen Krankheitskonzepte, die den Erkrankungen oft einen völlig verschiedenen Stellenwert beimessen, ein inadäquates Vertrauen in ihre kulturspezifischen Heilmittel und Heilverfahren und nicht selten ein größeres Vertrauen zu den eigenen traditionellen Heilern und deren Methoden des Erkennens und Heilens der Krankheiten als zu den deutschen medizinischen Institutionen.

Besonders gravierend in diesem Sinne ist auch der Umstand, daß die mit der Migration verbundenen, oft völlig unrealistisch überzogenen ökonomischen Ziele und Zeitvorgaben zur Erreichung dieser Ziele beide Elternteile zwangen, arbeitstätig zu sein, was, oft verbunden mit erheblicher Überstundenleistung, Grund dafür ist, die ärztliche Konsultation immer wieder hinauszuzögern oder gar zu vernachlässigen. In jüngster Zeit nun hält ganz besonders auch die Sorge um den Verlust des Arbeitsplatzes ausländische Eltern davon ab, ärztliche Hilfe für ihre kranken Kinder in Anspruch zu nehmen, da die Vorstellung beim Arzt – oder mehr noch in der Klinik – üblicherweise nur durch mehrstündige Freistellung von der Arbeit durchgeführt werden kann und nicht alle Arbeitgeber, trotz entsprechender gesetzlicher Regelung, dies zugestehen.

Von besonderer Bedeutung in diesem Zusammenhang ist das allgemein geringe Verständnis ausländischer Eltern für psychische Störungen, Erkrankungen oder Behinderungen ihrer Kinder. Schon die Mitteilung einer Verdachtsdiagnose wird von ihnen durchwegs als Vermutung einer Geisteserkrankung interpretiert und setzt erhebliche Ängste frei, führt nicht selten zu einer heftigen Zurückweisung dieser Annahme und bedingt oft sogar den Behandlungsabbruch. Dementsprechend liegt es auch üblicherweise außerhalb ihres Vorstellungsvermögens, daß gerade der von ihnen auf ihre Kinder ausgeübte Anpassungszwang an das kulturelle normative System ihrer Herkunftsgesellschaft Ursache psychischer Störungen oder Erkrankungen sein kann.

10.2 Somatische Erkrankungen bei ausländischen Kindern

Krankheitshäufigkeit

Aus diesen exemplarisch aufgeführten Gründen kann leicht abgeleitet werden, daß die Morbiditätsrate ausländischer Kinder sicher mit einer hohen Dunkelziffer belastet ist. Erschwerend im Sinne einer exakten Aufzeigung der Krankheitshäufigkeit tritt noch hinzu, daß repräsentative epidemiologische Erhebungen bisher völlig fehlen. Zahlreiche Regionalstudien aus pädiatrischen Kliniken des ganzen Bundesgebietes-West und sonstigen medizinischen Versorgungseinrichtungen ergeben jedoch einen weitgehend flächendeckenden Überblick und fügen sich zu einem entsprechenden Gesamtbild (vgl. auch Korporal, 1986: 52ff). Trotz der verschiedenen Hemmungen ausländischer Eltern, ihre Kinder in den medizinischen Institutionen vorzustellen, zeigen schon die frühen Untersuchungen, daß die Morbidität bei ausländischen Kindern insgesamt signifikant höher ist und bei bestimmen Altersgruppen wohl doppelt so hoch sein dürfte wie bei deutschen Kindern vergleichbarer Sozialschicht (Collatz u.a., 1977: 594 ff; Feige, 1989: 75 ff; Olbnig u.a. 1980: 54 f; Scheppe, 1980: 48 ff; Schmidt, 1980: 19 ff; Zimmermann, 1983: 212).

Die genannten Untersuchungen lassen weiterhin erkennen, daß ausländische Kinder häufiger stationär aufgenommen werden als deutsche Kinder und daß dabei türkische Kinder überwiegen. Diese höhere Aufnahmequote erklärt sich wohl aus der diagnostischen Unsicherheit aufgrund der erheblichen Verständigungs- und Verstehensdefizite in der Interaktion zwischen Arzt und Patienteneltern, da, wie gezeigt werden kann, die Einweisungsindikation durch die oft sehr große ärztliche Unsicherheit allgemein viel weiter gestellt ist und schon aufgrund banalerer Erkrankungen erfolgen kann (vgl. Viefhues, 1982: 71).

Ausländische Kinder werden nicht nur häufiger stationär aufgenommen, sondern auch länger stationär behandelt. Ist schon eine deutliche Zunahme der Verweildauer deutscher Kinder in der Klinik von der Oberschicht zur Unterschicht hin gegeben, so ist sie bei Ausländerkindern am längsten (vgl. auch Collatz, a1977: 746 ff; ders., 1977: 594).

Die längere Hospitalisierung ist, wie auch die sehr weit gestellte Einweisungsindikation, auf die ärztliche Unsicherheit zurückzuführen und widerspricht der häufig geäußerten Ansicht, daß die Behandlung ausländischer Kinder allgemein weniger umfassend durchgeführt würde. Die längere Verweildauer resultiert viel eher aus einer «Übertherapierung», da in einem nur geringen Prozentsatz eine eingehende Anamneseerhebung möglich ist und dementsprechend auch die Diagnostik wesentlich umfangreicher und aufwendiger ablaufen muß, wodurch die therapeutischen Maßnahmen nicht selten in verschiedene Richtungen laufen (Zimmermann u.a. 1982: 50).

Im Gegensatz zu der viel höheren Einweisungsquote ausländischer Kinder steht nun aber eine anteilsmäßig geringere Wiederaufnahme. Dies spricht ebenfalls für die Annahme, daß die allgemein weiter gestellte Einweisungsindikation durch die anamnestische diagnostische Unsicherheit bedingt ist. Nicht außer acht zu lassen ist aber auch, daß die längere Verweildauer, ebenso wie häufigere stationäre Aufnahme, nicht selten in einer sozialen Indikation begründet ist.

Krankheitsmuster

Obwohl, wie gezeigt, bisher keine repräsentativen epidemiologischen Untersuchungen vorliegen, so zeigen doch die zahlreichen Regionalstudien und die Veröffentlichungen der Gesundheitsämter, daß Ausländer kein Seuchenrisiko darstellen, worauf nur allzu oft – vor allem politischerseits – hingewiesen wurde. Dies gilt für Erwachsene und ebenso für Kinder. Die gefürchteten «exotischen» Krankheiten wie Lepra, Malaria, Trachom, Parasitosen, Amoebiasis oder Leishmaniase sind bisher nicht diagnostiziert worden. Lediglich die im europäischen, nordafrikanischen und kleinasiatischen Mittelmeerraum auftretenden hereditären Bluterkrankungen wie die α- und β-Thalassämie und der Favismus wurden schon sehr früh (Hertl, 1978: 11) bei ausländischen Kindern in geringster Häufigkeit diagnostiziert, wobei sich aber die Prävalenz bis heute nicht geändert hat. Als Erbkrankheiten sind sie nicht durch externen Kontakt übertragbar und stellen somit auch kein Seuchenrisiko dar.

Abgesehen von diesen Erkrankungen entspricht das Krankheitsspektrum bei ausländischen Kindern weitgehend dem deutscher Kinder, wobei nur die Häufigkeit unterschiedlich ist. Neben den üblichen Kinderkrankheiten wie Masern, Windpocken, Röteln oder Scharlach, deren Häufigkeit ähnlich ist wie bei deutschen Kindern, sind es vor allem die Infekte der oberen und unteren Luftwege, die bei ihnen behandelt werden müssen, und dabei besonders die Entzündungen des Hals-, Nasen- und Rachenraumes, eitrige Tonsilitten, aber auch obstruktive Bronchitiden und Lungenentzündungen.

Auch die bei deutschen Kindern in den letzten Jahren zunehmende Lungentuberkulose wird bei ausländischen Kindern diagnostiziert, dreimal häufiger sogar und überwiegend hier im Aufnahmeland erworben. Da die TBC meldepflichtig ist, haben wir dabei gesicherte Daten (vgl. Kühl, 1984: 101 f).

Auch die Erkrankungen des Gastrointestinal- und Urogenitaltraktes kommen bei ausländischen Kindern gehäuft vor, darunter immer wieder gravierende Durchfälle. Da sie die Eltern meist durch feste Nahrungsmittel zu beheben versuchen, kommt es durch den hohen Flüssigkeits- und Elektrolytverlust oft zu lebensbedrohlichen Situationen, zu der gefürchteten Exikkose oder Dehydratation, zur körperlichen Austrocknung. Da der Wasser- und Mineralverlust nicht durch kontinuierlichen Flüssigkeitsersatz ausgeglichen wird, kann es dadurch sogar zur akuten Verminderung der extrazellulären Flüssigkeit, insbesondere des Plasmavolumens, kommen, was zusammen mit der auftretenden Bluteindickung einen Schock mit Zentralisation des Kreislaufs verursachen kann. Da in Kinderkliniken immer wieder gesehen wird, daß ausländische Eltern bei schweren Diarrhoen die dünnflüssigen Stühle ihrer Kinder durch trockene und feste Nahrung zu beheben versuchen und sie oft erst in lebensbedrohlichem Zustand vorstellen, ist vor allem hier die immer wieder geforderte präventive Aufklärung unbedingt nötig, da gerade in Bevölkerungsgruppen mit schlechtem sozioökonomischen Status kindliche Durchfallerkrankungen sehr häufige und lebensbedrohliche Erkrankungen sind (vgl. Keller-Wiskott, 1977: 11,6; Behrman u.a., 1996: 1033 f).

Ähnlich wie bei deutschen Kindern aus sozial schwachen Schichtsegmenten der Gesellschaft werden auch bei ausländischen Kindern die Infektionserkrankungen gehäuft diagnostiziert und dabei vor allem die Hepatitis B.

Übereinstimmend in den vorliegenden Untersuchungen wird auch eine hochsignifikante Unfallhäufigkeit bei ausländischen Kindern angegeben. Im Vordergrund stehen dabei die Verletzungen der Extremitäten, Schnittwunden, Quetschungen der Finger und Zehen, dann Verbrühungen und Verbrennungen sowie Frakturen jeden Schweregrades, von leichten Traumata bis hin zu schweren Schädelbrüchen (Angerpointner u. Hecker, 1978: 1163-1340).

Stärker sind in den letzten Jahren die akzidentiellen Intoxikationen, Vergiftungsunfälle, durch zweideutige Etikettierung gefährlicher Haushaltschemikalien (vgl. Gädeke, 1974: 239 ff). In den letzten Jahren nehmen auch die Vergiftungen durch Medikamente zu, die ursprünglich bei ausländischen Kindern – ganz im Gegensatz zu deutschen Kindern – nur ganz selten diagnostiziert wurden. Da üblicherweise beim Nachlassen oder Verschwinden der Symptome, wie gezeigt, von der Heilung der Krankheit ausgegangen wird und dementsprechend die Medikamente abgesetzt werden, verbleiben meist noch erhebliche Reste, die man aufhebt, um sie im Urlaub mit ins Heimatland zu nehmen oder auch für den Fall, daß man sie selbst oder ein Familienmitglied mal wieder gebrauchen könnte.

Nach den vorliegenden Untersuchungen verunfallen ausländische Kinder nicht nur häufiger, sondern allgemein auch schwerer. Die Unfallursachen sind nicht überwiegend auf den Straßenverkehr bezogen, wie bei deutschen Kindern, die auch die höchste Mortalitätsziffer in Europa aufweisen. Ausländische Kinder verunfallen fast ebenso oft im häuslichen Bereich (Angerpointner u. Hecker, 1978: 1163 ff; Feige, 1989: 59 f; Gruber u. Gruber, 1980: 85; Schmidt, 1980: 19 f; Schmidt, 1993: 35 f).

10.3 Chronische Erkrankungen und Behinderungen

In den letzten Jahren traten nun auch vermehrt chronische Erkrankungen und Behinderungen bei ausländischen Kindern auf (Majewski, 1978: passim; Kühl, 1984: 103 f; Schäfer-Böker, 1986: passim; Zimmermann, 1986: 66 f; Buchkremer, 1987: 18 ff; Cerci, 1987: 88; Friedrich u.a.; 1992: 34).

Über die Prävalenz dieser Erkrankungen und Behinderungen bei ausländischen Kindern kann man, wie für deutsche Kinder, jedoch nur ungefähre Angaben machen. Zusammengefaßt läßt sich sagen, daß in den westlichen Industrienationen über 10 % aller Kinder und Jugendlichen von chronischen Erkrankungen betroffen sind. Dabei ist zu beachten, daß all die Risiken und Noxen, die dies verursachen, bei Ausländerkindern durchschnittlich häufiger sind. Es muß daher angenommen werden, daß ihre durchschnittliche chronische Erkrankungs- bzw. ihre Behinderungsrate ebenfalls höher liegen wird. Bei derzeit über einer Million Kinder und Jugendlicher von hier lebenden ausländischen Familien und einer jährlichen Geburtenzahl von annähernd 100.000 würde dies bedeuten, daß zwischen 100.000 und 150.000 ausländische Kinder chronisch krank und/oder behindert sind.

So konnten schon frühe Regionaluntersuchungen aus dem Raum Hannover zeigen, daß von den insgesamt als behindert gemeldeten Kindern der Anteil der ausländischen Kinder um das Doppelte über dem Erwartungswert lag, wobei der Anteil der Altersgruppe unter fünf Jahren besonders hoch und der der geistig Behinderten doppelt so hoch war, bezogen auf die Vergleichsgruppe gleichaltriger deutscher Kinder. Weiterhin wurde festgestellt, daß Mehrfachbehinderungen signifikant häufiger sowie die Schädigungen in der Postnatalphase, aufgrund von Infektionen und infektiösen Prozessen, überproportional erhöht waren (Majewski u.a., 1980: 257). Auch Untersuchungen aus Berlin kamen zu ähnlichen Ergebnissen. Vor allem Retardierungen, worunter auch die Formen leichterer bis schwererer geistiger Behinderungen subsumiert wurden, waren in diesem Sample doppelt so häufig wie bei deutschen Kindern (Scholz, 1980: 116 ff; ders., 1983: 111).

Auch das Krankengut der Universitätskinderklinik Freiburg zeigt, daß im Untersuchungszeitraum 1985 über 33 % der insgesamt stationär behandelten Migrantenkinder an chronischen Erkrankungen sowie an physischen oder psychischen Behinderungen litten (vgl. Feige, 1989: 88; Zimmermann, 1985: 1 ff). Auch andere Untersuchungen kommen zu ähnlichen Ergebnissen. Vor allem bei türkischen Kindern liegen danach oft schwere Mehrfachbehinderungen vor und überproportional gehäuft waren bei ihnen prä- und perinatal erworbene geistige und zerebrale Störungen (König 1986: 189).

Die durch zahlreiche empirische Untersuchungen erhobenen Daten sowie die klinischen und ambulanten Erfahrungen belegen, daß die erhöhten Behinderungsrisiken ausländischer Kinder sehr komplex gesehen werden müssen (v.a. Schäfer-Böker, 1987: 88 f). Sie korrelieren, ebenso wie die psychischen und somatischen Erkrankungen, weitgehend mit der prekären ökonomischen und soziokulturellen Lage der ausländischen Bevölkerung (vgl. Jantzen, 1974: 100 ff) sowie mit dem mangelnden Verständnis der medizinischen Institutionen für die spezielle Situation, in der sich die hier lebenden Migrantenfamilien befinden, und deren spezifischen Haltungen und Einstellungen zu Krankheit und Behinderung, die wiederum in hohem Maße mitverantwortlich sind für die ungenügende Akzeptanz der präventiven, kurativen und rehabilitativen Angebote.

So sind diese Ursachen schon zum erheblichen Teil darin begründet, daß bereits die Schwangerschaftsvorsorgeuntersuchungen von Ausländerrinnen wesentlich weniger genutzt werden als von deutschen Frauen (vgl. Collatz, 1983: 214 f; ders., 1985: 395 f; Falck, 1987: 127 f; Riebe, 1985: 235 f). Zurückzuführen ist dieser Umstand auf ihre geringe Erfahrung mit solchen Maßnahmen aus ihren Herkunftsgesellschaften, auf ihr erhöhtes Schamgefühl, die unzureichenden Sprachkenntnisse und auf ihre prekäre sozioökonomische Lage. Ferner liegen die Ursachen in der geringen Informiertheit über die diagnostischen Möglichkeiten pränataler Störungen und die entsprechenden Vorsorgeangebote, dann in den häufigeren Hausgeburten ausländischer Frauen, wobei nicht selten die nachgeburtliche Pflege des Kindes sowie die Früherkennungsuntersuchung U1 unterbleiben und dementsprechend die prophylaktischen Maßnahmen. Das Gleiche gilt überwiegend auch für die Nutzung der anschließenden U2 bis U9, die bei ausländischen Kindern allgemein schlechter ist und mit zunehmendem Alter der Kinder auch noch abnimmt, wobei die Akzeptanz bei türkischen Kindern am geringsten ist. Obwohl die dabei festgestellten «Störungen der Gesamtentwicklung» bei türkischen Kindern bis zehnfach höher liegen als bei deutschen Kindern, wurde die Empfehlung nach «weiteren Maßnahmen» bei deutschen Kindern zehnmal öfter angemerkt (Collatz, 1980: 229 f).

Ohne Zweifel liegt die Schuld für die geringe Annahme der Frühförderungsuntersuchungen auch bei den ausländischen Eltern, jedoch ist es sicher vor allem ein Versäumnis der medizinischen Institutionen, die zum einen die nötige und intensive Aufklärung in dem entsprechenden Umfang unterließen und zum anderen, trotz der wesentlich häufiger diagnostizierten «Störungen der Gesamtentwicklung», die notwendigen «weiteren Maßnahmen», die eben diese Störungen therapeutisch angehen sollten, bei ausländischen Kindern nur äußerst ungenügend durchführten.

Genau an dieser Stelle liegen denn auch die Risiken vieler Infektionskrankheiten, die im Gefolge zu schweren Behinderungen führen können, weil die angezeigten Schutzimpfungen nicht erfolgten. Da auch hierbei die notwendige Aufklärung medizinischerseits nur sehr mangelhaft ist, wird schon seit vielen Jahren der bei Ausländerkindern signifikant schlechtere Impfstatus und die ständig abnehmende Impfbereitschaft bei ausländischen Eltern beklagt (Majewski u.a., 1980: 260). Dieser Umstand wurde schon früh durch die Untersuchungen von Stickl und Wohlgemuth belegt (1980: 189 f), die aufweisen konnten, daß von 1961 bis 1971 immerhin 41,8 % der ausländischen Kinder geimpft wurden, im Jahre 1980 dagegen nur noch 4,3 %. Und schließlich liegen die Gründe der erhöhten Behinderungsrate in der wesentlich ungünstigeren Prognose bei ausländischen Frühgeborenen (vgl. Kolbe, 1986: 885; Schmidt, 1980: 16 ff).

So erfolgt aufgrund der geringeren Sensibilität ausländischer Eltern gegenüber leichteren Behinderungen sehr oft eine verspätete Vorstellung bei den entsprechenden medizinischen Institutionen, was dann zu verschiedenen Sekundarschäden oder gar zu schweren Behinderungen führen kann. Zudem wird somit auch der Einsatz einer entsprechenden Frühförderung versäumt. Auch in diesem Bereich ließe sich durch umfassende interdisziplinäre Aufklärung ausländischer Eltern nicht nur unendliches Leid, sondern auch weitreichender gesundheits- und sozialpolitischer Schaden vermeiden.

Die Einstellung ausländischer Eltern zur Behinderung ihrer Kinder

Die bisher vorliegenden und für die Bundesrepublik Deutschland geltenden Untersuchungen zeigen, daß die Geburt eines behinderten Kindes bei deutschen Eltern eine schockartige Betroffenheit auslöst. All ihre Erwartungen, ihre Pläne und Hoffnungen, die sie in das «Phantasiebaby» gesetzt haben, wurden mit einem Schlag zerstört. Anstelle der großen Freude treten Enttäuschung und Trauer und bald darauf Kummer und Sorge, wie wohl die Zukunft mit dem behinderten Kind zu gestalten sei. Dies führt häufig zur Verletzung des Selbstwertgefühls der Mutter, die «versagt» hat, die ein «beschädigtes» Kind geboren hat, die sich schuldig fühlt und auf die sich die Schuldzuweisungen richten.

Auf die Schockphase folgt dann allgemein ein Stadium der Verleugnung und Verdrängung. Im Versuch, dieses Schicksal nicht wahrhaben zu wollen, werden alle Affekte, die eine Annahme der Behinderung ermöglichen könnten, abgespalten, und durch eine spezifische Intellektualisierung wird die bedrückende Wirklichkeit umgedeutet. Dadurch geht die durch Kummer und Trauer geprägte erste Phase in ein anklagendes, drohendes Aufbegehren über, weil mit den gewählten Strategien das erstrebte Ziel nicht zu erreichen ist, was zu Frustrationen führt, die meist mit Ärger und Zorn kompensiert werden.

Und schließlich folgt dann, aufgrund der Konfrontation mit der sozialen Wirklichkeit, die notwendige Integration der Behinderung in die Familie und die familiale Reintegration in ihre soziale Mitwelt. Zu diesem Zweck muß die Familie entsprechende «Adaptions- und Copingstrategien» entwickeln, also die nötigen Anpassungs- und Verarbeitungsleistungen erbringen (vgl. Kluge, 1982: 97 ff; Muuss, 1984: 662 f). Dies erfolgt entsprechend den spezifischen innerfamilialen Verhältnissen, die das «Repertoir der Resourcen» bestimmen (vgl. auch Friedrich, 1989: 9 ff, bes. 15) und ist weiterhin abhängig von dem Schweregrad der Behinderung, von dem Umfang der Behandlungsmöglichkeit und der Prognose sowie von dem Ausmaß der außerfamilialen sozialen Integrationsmöglichkeit (vgl. Schäfer-Böker, 1987: 91 f).

Auch bei ausländischen Familien ist in der überwiegenden Zahl der Fälle eine Schocksituation nach der Diagnoseeröffnung chronischer Erkrankung, vor allem aber Behinderung, festzustellen. Auch bei ihnen ist das Gefühl der Selbstwertverletzung stark ausgeprägt, weil einmal die Forderung an die Frau, gesunde Kinder – vor allem Söhne – zu gebären, kompromißlos gestellt wird, wovon ihr Ansehen und ihre familiale Stellung abhängen und zum anderen auch die Ehre und das Prestige des Mannes an die Geburt gesunder Kinder gebunden sind.

Durch die allgemein religiös geprägte Trauerarbeit sind bei ihnen jedoch die gegenseitigen Schuldzuweisungen wesentlich geringer. Hinzu kommt unterstützend, daß fast alle südeuropäischen und orientalischen Gesellschaften, entsprechend ihrer traditionellen volksmedizinischen Erklärungsmuster, die Schuld externen Sündenbockinstitutionen – oft magischer Art – auferlegen können oder die Behinderung als Schickung verstehen, die sie einer unerforschlichen außerirdischen Instanz zuzuschreiben in der Lage sind. Dadurch gestaltet sich auch die zweite Phase allgemein weniger gravierend als bei deutschen Familien. Wenn auch bestimmte Verdrängungstendenzen wirksam sein können, so kommt es doch in wesentlich geringerem Maße zu Affektabspaltungen und noch weniger zu aggressivem Aufbegehren.

Schwieriger stellt sich bei ausländischen Familien aber in der dritten Phase die Reintegration der Familie in die soziale Mitwelt dar. Strategien zu entwickeln, die eine Bearbeitung der Behinderung in der Art ermöglichen, daß sie innerfamilial integriert werden kann und gleichzeitig eine drohende Isolation der Familie vermieden wird, ist für sie ungleich komplizierter. Die sich bei ihnen stellenden, im Vergleich zu deutschen betroffenen Familien wesentlich größeren Probleme der innerfamilialen Behinderungsintegration und der Reintegration der Familie in die soziale Mitwelt basieren auf zwei Umständen. Zum einen sind die Strukturen der ausländischen Familien keineswegs so stabil, wie allgemein von der sogenannten «äußerst solidarischen ausländischen Großfamilie» ausgesagt wird. Und zum anderen ist ihre Integration in der Residenzgesellschaft und selbst in landsmannschaftlichen Gruppen allgemein recht defizitär.

Traditionellerweise wird bei ausländischen Familien versucht, die Rollenzuschreibungen sowie die Forderung nach Übernahme und strikter Erfüllung der entsprechenden Rollen auch hier im Aufnahmeland nach den Werten und Normen ihrer Herkunftsgesellschaft zu gestalten, um ihre soziokulturelle Identität zu bewahren. Daß sich dies nur bedingt durchhalten läßt, resultiert aus den ökonomischen Zielsetzungen, die mit der Migration verbunden wurden. Dies bedeutet, daß in mehr als Dreiviertel der ausländischen Familien beide Elternteile berufstätig sind und die Kinder sich üblicherweise mehr an den Normen und Rollen ihrer deutschen Altersgruppen orientieren als an denen ihrer Eltern, auch wenn sie zu Hause deren Verhaltensforderungen nachkommen müssen.

Da die Berufstätigkeit der Frauen grundsätzlich außer Hause in intensivem Kontakt mit Arbeitskollegen stattfinden muß, sie zum wirtschaftlichen Unterhalt der Familie entscheidend mit beitragen und dementsprechend auch umfangreiches Mitspracherecht fordern, ändert sich ihre traditionelle Rolle und folgerichtigerweise auch die ihrer Männer. Sie müssen nun auch Rollen und Rollensegmente übernehmen, die traditionell ihren Frauen zugeschrieben waren. So sind sie mitverantwortlich an der Haushaltsführung und vor allem an der Kindererziehung beteiligt und verlieren zudem noch den Alleinvertretungsanspruch für die Außenbeziehungen der Familie, was nicht selten zu latenten oder offen ausgetragenen innerfamilialen Konflikten führt. Kommt es dann noch zusätzlich zu dem durch die bikulturellen Einstellungen und Haltungen ihrer Kinder bedingten Generationskonflikt, so entsteht sehr häufig eine gravierende Rollendiffusion, was die immer wieder aufgestellte Behauptung der so «stabilen ausländischen Großfamilie» ad absurdum führt und sie als politische Alibifunktion für die geringen sozial- und gesundheitspolitischen Hilfsangebote für ausländische Familien entlarvt.

Obwohl weit geringere Schuldzuweisungen die innerfamilialen Beziehungen belasten und zudem die Ursachen der Behinderung eines Kindes auf bestimmte «Sündenbockinstanzen» externalisiert werden können, fordern die genannten Rollen- und Beziehungsprobleme von ausländischen Familien noch höhere Integrationsleistungen als die, die von deutschen Familien zu erbringen sind (vgl. auch: Straube, 1987: 304 ff).

Noch schwieriger ist es für ausländische Familien, sich mit einem behinderten Kind wieder in ihre soziale Mitwelt zu integrieren. Sie leben allgemein noch isolierter als deutsche Familien. Und selbst da, wo sie in landsmannschaftlichen Gruppen zusammen wohnen oder selbst in Ghettos, sind intensive Sozialbeziehungen eher die Ausnahme als die Regel, da, aufgrund der aus ihrer Heimatkultur geprägten Einstellungen, überfamiliale Solidaritätsausweitungen nur unter besonderen Bedingungen möglich sind. Die zur deutschen Nachbarschaft bestehenden, meist nur sehr sporadischen Beziehungen werden bei leichteren Behinderungen oder günstiger Prognose kaum geschmälert. Bei schweren, vor allem bei geistig-körperlichen Mehrfachbehinderungen erfolgt nicht selten eine Stigmatisierung und in deren Gefolge eine Verschärfung der Ausgrenzung und letztendlich eine weitgehende Isolation. Ihre Lage wird aber in vielen Fällen besonders hoffnungslos, da auch die medizinischen Institutionen, von deren Seite vor allem umfassende Hilfe erwartet wird, selten entscheidend zur Verbesserung ihrer Situation beitragen.

Beklagen schon deutsche Eltern mit behinderten Kindern das «geringe Verständnis der Ärzte für die Probleme der Diagnose, Förderung und Lebensgestaltung dieser Kinder» (Collatz, 1976: 16), so gilt dies um so mehr für behinderte Ausländerkinder und deren Situation, weil «die behandelnden Ärzte erschreckend wenig über den familialen Hintergrund ihrer Patienten wußten, was häufig Anlaß zu Mißverständnissen war», wie Schäfer-Böker (1987: 89) in ihrer umfangreichen empirischen Untersuchung über behinderte Ausländerkinder feststellen mußte.

Familiale Dekompensation

Im Vergleich zu deutschen Familien mit behinderten Kinder, bei denen die Scheidungsrate weit über dem Durchschnitt der üblichen Scheidungsrate liegt, sind bei ausländischen Familien mit behinderten Kindern, trotz dieser Mehrfachbelastung, familiale Dekompensationen sehr selten.

Auch Schäfer-Böker berichtete, daß nur eine Familie in dem von ihr untersuchten umfangreichen Sample auseinanderbrach. In der Mehrzahl der Fälle reagierten die Eltern vielmehr mit einem verstärkten Rückzug auf die Familie und hielten fester zusammen (Schäfer-Böker, 1987: 95). Dadurch konnten, im Sinne ihrer traditionellen Einstellungen und Verhaltensweisen, die protektiven Kräfte mobilisiert werden, die auch sonst in mitweltlichen Krisensituationen zu deren Bewältigung eingesetzt werden.

Da die Familie in allen südeuropäischen und kleinasiatischen ruralen Gesellschaften den einzigen wirklich verläßlichen und wirksamen Schutzverband darstellt, ist die innerfamiliale Kohäsion normativ wesentlich stärker ausgeprägt als bei deutschen Familien und kann in Zeiten hoher psychischer, psychosozialer oder ökonomischer Belastung noch zusätzlich gesteigert werden (Zimmermann, 1982: 35 ff). Diese tief verinnerlichten Verhaltensnormen gegenseitiger Schutz- und Beistandsverpflichtung helfen den einzelnen Mitgliedern und letztlich dem ganzen Familienverband, auch schwerste traumatische Ereignisse und deren Folgen zu überstehen.

Andererseits verhindern nun aber diese traditionellen Einstellungen und Verhaltensweisen hier im Aufnahmeland, wo kaum Instanzen überfamilialer Solidaritätsausweitung wie in der Herkunftsgesellschaft mobilisiert werden können – etwa verwandtschaftliche oder klientellare Unterstützungsmöglichkeiten –, daß ausländische Familien nur sehr zaghaft die hier üblichen Hilfsangebote annehmen. Sie schließen sich kaum je Selbsthilfegruppen an, wie sie auch in wesentlich geringerem Umfang sowohl psychotherapeutische Krisenintervention als auch psychosoziale oder familientherapeutische Beratung oder Behandlung in Anspruch nehmen, selbst dann, wenn die dazu nötige Sprach- und Verstehensbasis problemlos gegeben wäre. Aus ihrer Heimatgesellschaft kennen sie solche Angebote zudem auch nicht und halten die nichtmedizinischen, vor allem die psychologischen und krankengymnastischen Therapien, für Maßnahmen zweiter Klasse und sind oft der Meinung, daß diese für sie, die Ausländer, als gut genug erachtet werden, während deutschen Patientenkindern und deren Eltern die wirksameren medizinischen Therapien vorbehalten seien.

Weiterhin ist die äußerst geringe Compliance auch dadurch mitbestimmt, daß selbst ausländische Eltern, die durch vertrauensvolle ärztliche Anleitung und Führung die Wirksamkeit dieser Maßnahmen verstanden haben und bereit sind, sich ihnen zu unterziehen, dennoch an der meist sehr mangelhaften gegenseitigen Abstimmung der einzelnen therapeutischen Institutionen leiden.

So sind ausländische Eltern oft heillos überfordert, da sie meist nicht am gleichen Ort wohnen, wo sich die einzelnen Praxen befinden, und darum oft von weit her anfahren müssen, was nicht nur sehr zeitraubend ist, sondern auch große Schwierigkeiten bereitet, die Termine einzuhalten, wenn beide Eltern berufstätig sind und jeweils um Arbeitsbefreiung nachsuchen müssen. Die Angst vor dem Verlust des Arbeitsplatzes veranlaßt sie darum nur all zu oft, Termine platzen zu lassen, was sie den einzelnen Institutionen nicht gerade sympathischer macht, die andererseits jedoch in der Terminfestlegung erschreckend wenig die speziellen Situationen ausländischer Eltern berücksichtigen. Und da die verschiedenen medizinischen, psychologischen, krankengymnastischen und heilpädagogischen Institutionen sich untereinander kaum je zureichend informieren und koordiniert vorgehen, muß der «Fall» jedesmal wieder von neuem anamnestisch und diagnostisch aufgearbeitet werden, bis die entsprechende Therapie beginnen kann. Dadurch sind ausländische Eltern durchwegs völlig überfordert, da sie Sinn und Zweck kaum verstehen und den erhofften schnellen, oft ganz unrealistischen, therapeutischen Erfolg vermissen.

Aus all diesen Gründen kann man bei kurativen und rehabilitativen Maßnahmen bei ausländischen Familien mit chronisch kranken oder behinderten Kindern nicht, wie bei deutschen Eltern, schlechthin davon ausgehen, daß die entsprechenden vielfältigen therapeutischen Angebote auch angenommen und in vollem Umfang genutzt werden, wenn damit nicht gleichzeitig eine koordinierte Führung verbunden ist. Um dies zu erreichen – was nicht nur kognitiv geleistet werden kann – ist es nötig, eine psychosoziale Familiendiagnose zu stellen, diese von Zeit zu Zeit zu überprüfen und Hilfen in gemeindenahen Beratungs- und Betreuungszentren anzubieten. Nur so kann sich bei ausländischen Eltern in kontinuierlichen therapeutischen Interaktionen ihre Eigeninitiative entwickeln, damit sie schließlich eine adäquate Ko-Therapeutenrolle übernehmen können.

10.4 Psychische Störungen und Erkrankungen

Die Kinder ausländischer Arbeitsmigranten stellen auch in psychischer Hinsicht eine durch schwere seelische Störungen oder Erkrankungen gefährdete Risikopopulation dar.

Da auch aus diesem Bereich keine repräsentativen Morbiditätsdaten vorliegen, müssen sich Aussagen darüber auf regionale und institutionale Untersuchungen stützen. So wird allgemein daraus geschlossen, daß ein Sechstel aller ausländischen Kinder zwischen drei und fünfzehn Jahren als psychisch krank zu bezeichnen ist (vgl. Viefhues, 1982: 76). Die Ursachen dieser hohen Erkrankungsrate werden vor allem auf ihre unterpriviligierte Lage, auf die prekäre soziokulturelle und ökonomische Situation der ausländischen Familien, auf ihre ungleiche Chancenverteilung und somit auf die unsichere Zukunftsgestaltung zurückgeführt.

Wie auch bei den somatischen Erkrankungen verteilen sich die psychischen Störungen und Krankheiten auf alle Altersgruppen ausländischer Kinder. Sie beginnen schon sehr früh im Säuglings- und Kleinkindalter, in dem bei ihnen vor allem schwere Bindungs-, Einfühlungs- und Steuerungsschwächen diagnostiziert werden.

Die hohe Gefährdung und dementsprechend die erhöhte Morbiditätsrate setzt sich dann im Vorschul- und Schulalter fort. So treten bei dieser Altersgruppe gehäuft psychische und psychosomatische Störungen und Erkrankungen auf. Es sind dies insbesondere: Sekundäre Enuresis und Enkopresis, chronische Obstipationen, elektiver Mutismus, resignatives Außenseiterverhalten, Lernstörungen in Verbindung mit gravierenden Konzentrationsschwächen, Antriebslosigkeit und Leistungsverweigerung.

Eine überproportional hohe Gefährdung ausländischer Jugendlicher sehen wir in den Phasen der Pubertät und Adoleszenz. Im Vordergrund stehen dabei vor allem die psychosomatischen Störungen und Erkrankungen, so insbesondere Kopf- und Bauchschmerzen unklarer Genese überwiegend bei ausländischen Mädchen, dann aber auch gehäuft funktionelle Herzsensationen und nicht selten auch psychogene Anfälle und selbst psychogene Lähmungen (Lehmkuhl, 1983: 78 ff, Riedesser, 1982: 133 ff). Diese hysterisch agitierten Krankheitsbilder, die anfangs dieses Jahrhunderts auch in Mitteleuropa noch allgemein übliche Beschwerdebilder waren, aber heute nur noch höchst selten gesehen werden, stellen Ärzte üblicherweise vor größte diagnostische Schwierigkeiten, insofern die entsprechenden soziokulturellen Hintergründe der Herkunftsgesellschaften ihrer Patienten und vor allem deren traditionelle Formen des Krankheitsverständnisses, des Krankheitserlebens und Krankheitsäußerns nicht zureichend bekannt sind (vgl. auch Kielhorn, 1984: 15 f).

Psychologische und psychotherapeutische Versorgung ausländischer Kinder

Vergleicht man den prozentualen Anteil psychisch gestörter oder kranker Migrantenkinder mit ihrer Unterrepräsentation in den psychologischen Beratungsstellen und in den kinder- und jugendpsychiatrischen Einrichtungen, so ist unschwer zu erkennen, daß vor allem ihre psychologische und psychiatrische Versorgung völlig unzureichend ist.

Dies hat verschiedene Gründe. Zum einen liegt es daran, daß ausländische Eltern kaum über entsprechende Konzepte für die Erklärung psychopathologischer Zusammenhänge verfügen. Daher werden Befindlichkeitsstörungen und Störungen einer adäquaten sozialen Anpassung ihrer Kinder nur sehr unzureichend oder gar nicht als Problem verstanden. Selbst schwere psychische Erkrankungen ihrer Kinder werden üblicherweise somatisch interpretiert und entsprechend zu therapieren versucht oder mit negativen traditionellen Erziehungsschemata wie ungezogen, unbeherrscht, aufsässig, gleichgültig, dumm, faul und dergleichen erklärt und mit den traditionellen Maßnahmen, nicht selten durch körperliche Züchtigung, zu korrigieren versucht.

Zum anderen werden solch auffällige Kinder aus Angst vor der sozialen Kontrolle und den entsprechenden negativen Sanktionen, sowohl aus der eigenen landsmannschaftlichen Gruppe als auch aus der Residenzgesellschaft, meist ins Herkunftsland verbracht und dort bei Verwandten, aber auch in Pflegestellen oder Heimen untergebracht.

Diejenigen Ausländerkinder, die jedoch in den psychologischen und kinderpsychiatrischen Beratungsstellen und Ambulanzen vorgestellt werden, sind fast ausschließlich solche, die aufgrund dramatisch vorgetragener Symptome auffällig geworden sind – meist durch pseudoautistische Absperrung gegen die familiale und soziale Mitwelt beziehungsweise durch unbeherrschbare Aggressivität – und daher von ihren Eltern mit deren Erziehungsmethoden nicht mehr korrigiert werden können.

Aber selbst in den Fällen, in denen Eltern aufgrund des schwer gestörten Verhaltens ihrer Kinder völlig überfordert, ja oft verzweifelt sind, ist kein Gewähr gegeben, daß die eingeleiteten psychotherapeutischen Maßnahmen auch durchgehalten werden. Nur allzuoft verlieren sie sich in dem Labyrinth der zahlreichen psycho- und soziotherapeutischen Institutionen, deren Zweck ihnen häufig nicht verständlich ist, und schaffen es nur selten, den damit verbundenen zeitlichen Aufwand zu erbringen. Stellt sich zudem der sehnlichst erwartete Erfolg nicht nach kurzer Zeit ein, wird die Behandlung abgebrochen.

Ist also keine Hoffnung auf Besserung gegeben, werden die Kinder umgehend ins Herkunftsland verbracht, in der Hoffnung, daß durch den Einfluß der heimatlichen Kultur und den darin praktizierten wesentlich strengeren Erziehungsmethoden eine Verhaltensänderung zu erreichen ist (vgl. Riedesser, 1985: 136 f).

Diese spezifischen Einstellungen und Verhaltensweisen ausländischer Eltern widerspiegeln eigentlich nur die auch für unsere Gesellschaft geltende geringe Aufgeschlossenheit hinsichtlich kinder- und jugendpsychiatrischer Versorgungsmöglichkeiten, die bei ausländischen Familien, zusätzlich belastet durch die gravierenden Verstehens- und Verständigungsschwierigkeiten, gleichsam nur idealtypisch vergrößert, zutage tritt.

10.5 Die soziale Lage als Erklärung der Krankheitsrisiken

Die Krankheitsrisiken sowie die überproportional häufigen Störungen, Erkrankungen und Behinderungen korrelieren in hohem Maße mit der soziokulturellen und ökonomischen Lage ausländischer Familien in der Bundesrepublik Deutschland. Diese Zusammenhänge aufzuzeigen, ist aus verschiedenen Gründen geboten. So kann dadurch eine ausschließlich monokausale – womöglich gar nur eine somatisch gestützte – ätiologische Begründung des speziellen Krankheitsspektrums bei ausländischen Kindern vermieden werden. Dementsprechend vermag sich auch die Sicht für die Existenz des komplexen pathogenen Feldes multipler, aber kalkulierbarer Risiken, also für die Erkrankungswahrscheinlichkeit, zu eröffnen.

Zum einen ist dies vor allem in sozialhygienischer Hinsicht von besonderer Bedeutung, da die Aufdeckung umweltlicher und gesellschaftlicher Noxen und deren Wirken auf den Gesundheitszustand der hier lebenden Migrantenkinder die Indikation medizinischer und sozialer Prävention rechtfertigt. Und Prävention sollte unter diesem Gesichtspunkt dann nicht nur Krankheitsvorsorge, sondern auch Gesundheitsfürsorge bedeuten.

Zum anderen ist aber das Problem spezifischer und multipler Risiken auch in sozialpolitischer Hinsicht zu diskutieren. Die Notwendigkeit stellt sich aufgrund des Umstandes, daß die Lage der ausländischen Kinder und Jugendlichen in und außerhalb ihrer Familien trotz vielfacher spezifischer Unterstützungsmaßnahmen immer noch sehr prekär ist.

Prekäre Wohnverhältnisse

Im einzelnen, im Bezug auf die somatischen Erkrankungen gesehen, ist es nicht schwer, eine Korrelation herzustellen zwischen den vermehrt auftretenden Infekten der oberen und unteren Luftwege und der meist nur sehr unzureichenden Wohnqualität, mit der sich die ausländischen Familien zu bescheiden haben: Vorwiegend Wohnungen in sanierungsbedürftiger Altbausubstanz, nicht selten feucht und dunkel, meist ohne entsprechende Heizung und mit mangelnder sanitäre Einrichtung. So besitzen kaum ein Drittel dieser Wohnungen ein Bad (vgl. Baumgartner-Karabak, 1978: 77; Reimann, 1976: 131 f; Zimmermann, 1983: 59; ders., 1995: 252 f). Hinzu kommt die allgemein gegebene Überbelegung der Wohnungen. Da kaum ein deutscher Vermieter einer ausländischen Familie mit vielen Kindern eine Wohnung überläßt, werden meist nur zwei oder höchstens drei Kinder vorgestellt und die anderen dann nachgeholt, wobei schließlich vier, fünf oder noch mehr Kinder in einem Zimmer untergebracht sind und oft zu mehreren in einem Bett schlafen müssen. Daß dadurch die Ansteckungsgefahr bei Infekten und vor allem bei Infektionserkrankungen besonders begünstigt wird, ist evident. Dies gilt besonders für die bei ausländischen Kindern dreimal häufigere, hier erworbene Lungentuberkulose.

Besonders für Angehörige aus den südlichen Agrargesellschaften erweist sich städtisches Milieu insgesamt und solch bedrückende räumliche Beengtheit sowie die hermetische Zurückdrängung auf einen strikt umgrenzten Wohnbereich, ohne die geringste räumliche Ausweitung nach außen, nicht nur in physischer, sondern auch in psychischer Hinsicht als von hoher pathogener Relevanz, da diese Verhältnisse in krassem Gegensatz zu den traditionellen Lebensgewohnheiten in ihren Herkunftsgesellschaften stehen. In den dörflichen Gemeinden des Südens wird nämlich die räumliche Beschränkung des Hauses durch die Einbeziehung der Außenwelt kompensiert. Das Haus ist eigentlich nur Stätte des Schutzes, Schlaf- und Eßplatz sowie räumliche und normative Ein- und Abgrenzung der Intimsphäre der Familie, die zu überschreiten Außenstehenden nur in streng geregelter ritueller Weise ermöglicht wird.

Die sozialen Beziehungen spielen sich im wesentlichen im Außenbereich ab, für die Männer auf dem Dorfplatz, in der Cafébar oder am Arbeitsplatz, für die Frauen am Brunnen, am Backhaus, in den weitläufigen Innenhöfen der sie umschließenden Häuser oder während gemeinschaftlicher Handarbeit auf der Straße vor der Haustür. Die hierzulande erzwungene räumliche und meist auch damit einhergehende soziale Isolierung bedeutet darum eine sehr hohe psychische Belastung und produziert nur allzuoft stärkste innerfamiliale Spannungen und selbst schwerste Aggressionen.

Auch die signifikant höhere Unfallrate ausländischer Kinder läßt sich unschwer kausal mit ihrer prekären ökonomischen und soziokulturellen Lage korrelieren. So sind tausende Ausländerkinder, aufgrund der Arbeitstätigkeit beider Elternteile, über viele Stunden des Tages völlig unbeaufsichtigt oder werden von älteren Geschwistern betreut, die selbst meist nur Halbwüchsige sind. Und wenn sich dies in den äußerst beengten Wohnungen abspielt, wo eine entsprechende gefahrenvermeidende haushälterische Organisation kaum möglich ist, die es verhindert, daß Kinder an gefährliche Gegenstände, an Medikamente oder giftige Haushaltschemikalien herankommen, so erklären sich nicht nur die zahlreichen Verletzungen, sondern die immer mehr zunehmenden Vergiftungen (vgl. Zimmermann, 1983: 60; ders., 1995: 252 f).

Ernährungsfehlverhalten

Besondere Gesundheitsrisiken birgt auch die in den letzten Jahren zunehmende Mangel- und Fehlernährung ausländischer Kinder. Durch die mit der Migration verbundenen hohen Erwartungen möglichst rascher und umfassender Wohlstandsmehrung einerseits und den gegebenen Möglichkeiten andererseits sind ausländische Familien immer mehr zu sparsamstem wirtschaftlichem Verhalten gezwungen, worunter vor allem das Ernährungsverhalten leidet. Geringer werdende Verdienstchancen, was Mehrarbeit und damit größeren Zeitmangel bedingt, drohende Arbeitslosigkeit oder gar Verlust des Arbeitsplatzes und Zunahme der Lebenshaltungskosten bewirken in letzter Zeit eine Änderung der traditionellen Ernährungsgewohnheiten der ausländischen Familien. Anstelle der zeitaufwendigen Zubereitung der traditionellen Gerichte wird immer mehr auf Konserven, und zwar billigere und minderer Qualität zurückgegriffen. Die teuren, tierisches Eiweiß enthaltenen Nahrungsmittel und Frischkost kommen dafür um so weniger auf den Tisch.

Aus Zeit- und Sparsamkeitsgründen und in nicht unerheblichem Maße wegen der «Modernität und Aufgeschlossenheit» suggerierenden Reklame der industriellen Nahrungsmittelhersteller werden auch Säuglinge nicht mehr – wie in den Herkunftsgesellschaften üblich – über Jahre hinaus gestillt. Anstelle der Muttermilch tritt adaptierte Milchnahrung, meist unter Verzicht auf die zuzufütternde Beikost. Ebenso werden Kleinkinder häufig nur mit der zeitsparenden und attraktiven Fertigkost ernährt. Überfütterte und oft schwer fehlernährte Kinder, die in Extremfällen große Schäden davontragen können, sind das Resultat.

Psychische Risiken

Ohne Einbeziehung der prekären sozioökonomischen Lage und der spezifischen innerfamilialen Verhältnisse würde die Diskussion der Ursachen der hohen psychischen Morbidität die Hauptforderung – die grundlegende Verbesserung ihrer Situation – unberücksichtigt lassen.

Ihre risikoreiche Tragik beginnt oft schon im Säuglings- und Kleinkindalter. Aufgrund der unzureichenden Wohnverhältnisse (oft können die gesetzlich geforderten 12 m^2 pro Familienmitglied nicht erfüllt werden), insbesondere aber, weil beide Elternteile berufstätig sind, werden diese Kinder ins Heimatland verbracht und dort bei Verwandten oder Bekannten, aber auch bei Fremden gegen Bezahlung in Pflege gegeben. Da dies in solch großer Zahl geschieht, spricht man seit Jahren von einem regelrechten «Babyexport». Oft müssen die Kinder in ihren ersten Lebensjahren ihre «sozialen Eltern» mehrfach wechseln. Da sich dadurch kaum je die sichere Beziehung zu einer verläßlichen Bezugsperson herauszubilden vermag, kann sich auch das Gefühl basaler Geborgenheit und noch weniger das nötige «Urvertrauen» bilden, was unbedingt nötig ist zum Aufbau einer stabilen «Ich-Struktur» (vgl. Werhahn, 1978: 643 f). Die Spätfolgen sind dann, wie gezeigt, gravierende Bindungs-, Einfühlungs- und Steuerungsschwächen.

Haben sich die sozioökonomischen Verhältnisse der Eltern gebessert, werden ihre Kinder meist wieder zurückgebracht, sozusagen «reimportiert». Nun müssen sie sich an ihre leiblichen Eltern adaptieren, die ihnen fast völlig fremd sind, weil sie diese nur in deren kurzem Urlaub zu Hause kennengelernt haben.

Besonders tragisch kann diese Anpassung verlaufen, wenn die Kinder in ihrem Herkunftsland von einer zugewandten herzlichen Verwandten, oft der Großmutter oder einer Tante, aufgenommen wurden, die zudem noch von dem allgemein gut funktionierenden verwandtschaftlichen Beziehungsnetz unterstützt wurden, und die Kinder in ihrer Peer-Group inkorporiert waren. Werden sie dann unvermittelt aus diesem verwandtschaftlich-gesellschaftlichen Gefüge herausgerissen und in einen ihnen völlig fremden soziokulturellen Zusammenhang verbracht, so werden die ursprünglich guten Entwicklungsbedingungen oft abrupt zunichte gemacht. Die Kinder sind sprach- und kulturfremd und, wenn nicht im Ghetto lebend, völlig sozial isoliert nur auf die Eltern bezogen, von denen sie sich meist auch vernachlässigt fühlen, da diese durch ihre Arbeitstätigkeit zeitlich und durch den Streß am Arbeitsplatz physisch und psychisch kaum die nötige Zuwendung für ihre Kinder zu leisten in der Lage sind. Dazu kommt, daß ihre Eltern ihren bisherigen Alltagsrhythmus oft einschneidend ändern müssen und sich auf einen Familienverband mit Kindern einzustellen haben, dem sie aus mangelnder Erfahrung kaum gewachsen sind. Üblicherweise versuchen sie dann, die geringe Bindung der Kinder an sich und deren frustrierte Ablehnung und Aufsässigkeit durch übertriebene materielle Zuwendung zu ändern, deren Liebe durch Geschenke zu erkaufen. Da die Kinder diese Gelegenheiten oft geradezu schamlos auskosten, kommt es nicht selten zu einer rein erpresserischen Beziehung, wobei sich das traditionelle System von Dominanz und Subordination zwischen Eltern und Kindern umkehrt und eine Rollen- und Identitätsdiffusion schafft, die schließlich in einen schweren Dauerkonflikt ausarten kann. Kommen diese Kinder dann ins Vorschul- und Schulalter, so werden sie nicht nur mit den häufig nur schwer zu erfüllenden Anforderungen des vielfach gegliederten deutschen Schulsystems und dem Problem ihrer mangelnden Beherrschung der deutschen Sprache konfrontiert – was vor allem für die sogenannten «Seiteneinsteiger» gilt –, sondern zudem auch noch mit einer Reihe altersspezifischer Schwierigkeiten:

In dieser Lebensphase haben sich Kinder erstmals wesentlich bewußt mit den soziokulturellen Werten, Normen und Rollen der Mitwelt auseinanderzusetzen. Um dies leisten zu können, brauchen sie Vorbilder, die hauptsächlich in den Eltern gefunden werden. Da ausländische Eltern aber selbst das normative System der Aufnahmegesellschaft nur partiell internalisiert haben, ja manche Bereiche davon sogar rigoros ablehnen, können sie ihren Kindern nicht nur keine eindeutigen und verläßlichen

«Identifikationsobjekte» sein, sondern verunsichern sie dadurch auch noch und erschweren deren Integration in nicht geringem Masse.

Es ist daher nicht verwunderlich, wenn ausländische Kinder und Jugendliche sich dann affektiv zurückziehen oder gar den Kontakt zu beiden soziokulturellen Systemen konflikthaft verweigern. Mit zunehmendem Alter kann sich diese Haltung noch verschärfen und führt dann zu gravierenden Pubertätskrisen. Ist die Pubertät im allgemeinen im Leben eines Jugendlichen eine sehr schwere Entwicklungsphase, so sind Ausländerkinder in diesem Lebensabschnitt besonders gefährdet. Als «Wanderer zwischen zwei Kulturen» sollen sie die Erwartungen und Forderungen zweier, oft gegensätzlicher soziokultureller Wert- und Normsysteme erfüllen und gleichzeitig eine einheitliche Identität finden. Da dies sehr häufig nicht glückt, geraten sie in eine konfliktreiche Identitätsdiffusion, die sich dann meist in den beschriebenen psychosomatischen Beschwerden äußert (vgl. auch Schepker, 1995: 257).

Allgemein geht man nun aber davon aus, daß die «ausländischen Familien» durch ihre klare Rollendifferenzierung und die besondere innere Kohäsion und Solidarität Schutz- und Stützfunktion für ihre so gefährdeten Kinder hätten. Diese immer wieder – vor allem von politischer Seite – gebrauchte Darstellung ist entweder eine Verkennung der Wirklichkeit oder eine ideologisch brauchbare Alibifunktion, die über die großen Probleme ausländischer Familien hinwegtäuschen soll, um die entsprechenden und besonders notwendigen präventiven und kurativen Hilfsprogramme nicht angehen zu müssen (vgl. auch Straube, 1987: 43 ff; König u.a., 1988: 81 f).

Aber aufgrund der innerfamilialen Forderungen an die Kinder einerseits und der Erwartungen der Residenzgesellschaft andererseits sind Generationskonflikte bei ausländischen Familien eher die Regel als die Ausnahme. Unter diesem Konflikt, den die Jugendlichen durch ihren Slogan «drinnen Türke, draußen Deutscher» zum Ausdruck bringen, leiden vor allem die Mädchen, die von den traditionellen Verhaltensformen, die insbesondere von ihren Vätern durchgesetzt werden, besonders eingeengt sind (vgl. Bayaz, 1981: 45 ff). Ohne die Hilfe ihrer Mütter, die allgemein viel flexibler und kompromißbereiter sind und darum nicht selten die väterlichen Normobligationen unterlaufen, käme es sicher zwischen Vätern und Töchtern zu noch weit intensiveren Auseinandersetzungen (vgl. auch Kurşat-Ahlers, 1986: 82 f; Emmerich, 1987: 56). Trotz der mütterlichen Vermittlung führen die Dauerkonflikte zu einem quasi anomischen Zustand, der von den Jugendlichen kaum über längere Zeit unbeschadet überstanden werden kann.

So kommt es bei vielen zu einer Scheinanpassung nach beiden Seiten – an das Norm- und Wertsystem sowohl der Residenzgesellschaft, als auch an das ihrer Herkunftsgesellschaft -ohne daß eine eindeutige Identität gefunden werden kann, oder bestenfalls eine sogenannte «identità diffusa» (vgl. Garofalo, 1988: 105 f; Portera, 1990: 171; Zimmermann, 1992: 305 ff).

Wo nicht einmal diese Form der Anpassung möglich ist, vor allem, wenn zudem noch die Mitwelt ihnen das Gefühl der sozialen Minderwertigkeit vermittelt, erscheint vielen Jugendlichen nur noch die Flucht in eine «negative Identität» möglich. Dabei wird dieses ihnen auferlegte Fremdbild als negatives Selbstbild verinnerlicht. Das daraus resultierende abweichende Handeln und Sichverhalten dient dann als bewußte oder unbewußte Strategie zur Lösung der eigenen Identitätsprobleme. Ist dann ein negatives Selbstbild internalisiert, so werden auch sozial schädliche Einstellungen und somit negatives Handeln als adäquat empfunden. Zunehmende Verwahrlosungstendenzen und sicher auch die im Vergleich mit deutschen Jugendlichen signifikant erhöhte Kriminalitätsrate ausländischer Jugendlicher und Adoleszenter sind auf diese Identitätsprobleme zurückzuführen.

Während dies vor allem auf männliche Jugendliche und Adoleszente zutrifft, reagieren Mädchen in solchen Situationen überwiegend durch die genannten konversionsneurotischen Ausdrucksformen, aber auch durch Angstzustände und Weglauftendenzen. Letzteres insbesondere, wenn ausländische Mädchen, durch die frühe körperliche Reife und die Zunahme sexueller Triebspannungen, sich dem sehr viel freizügigeren Sexualverhalten ihrer deutschen Altersgenossinnen anzupassen versuchen, was selbst ihre Mütter keinesfalls tolerieren können und ihren Töchtern in dieser Hinsicht ihre sonst oft so sehr großzügig gewährte Unterstützung versagen (vgl. v. Klitzing, 1984: 143 f; Riedesser, 1982: 135).

10.6 Ausländerkinder und ihre Mütter im Krankenhaus

Analog der Vorstellung in den pluralistischen westlichen Industriegesellschaften, daß man Krankheit auch unabhängig vom Kranken diskutieren kann, erscheint es mit einer solchen Einstellung auch möglich, Kranke zu betrachten, ohne ihre vielfältigsten Beziehungen und Verflechtungen innerhalb ihrer sozialen Mitwelt zu berücksichtigen. Ist dies in der Erwachsenenmedizin noch unter ganz speziellen Fragestellungen möglich, so ist es schlechthin unmöglich, von kranken Kindern zu sprechen, ohne gleichzeitig die Beteiligung der Familien, denen sie angehören, zumindest ihrer Eltern, mit in die Betrachtung einzubeziehen.

Ein Kind ist nie alleine krank. Immer sind von seiner Krankheit auch die nächsten Angehörigen oder die betreffende Pflegeinstitution betroffen. Das gilt für die Krankheiten, die in häuslicher Pflege behandelt werden, aber um so mehr bei stationärer Aufnahme des Kindes im Krankenhaus.

Erfordert die häusliche Pflege eines kranken Kindes ein hohes Maß an Zuwendung, an Geduld und Verständnis für sein verändertes Verhalten, für seine Ängste, seine Leiden und Nöte, aber auch für seine Ungerechtigkeiten und Aggressionen, so kommt bei einer stationären Aufnahme in ein Krankenhaus dazu noch die – je nach Alter und Mutterbezug mehr oder minder starke – Trennungsreaktion der Kinder und natürlich auch die entsprechende Trennungsreaktion auf seiten der Eltern und Geschwister.

Trennungsreaktionen und Besuchswünsche

Natürlich verlaufen die Trennungsreaktionen bei den einzelnen Kindern oft sehr unterschiedlich. Sie sind abhängig vor allem von der jeweiligen kindlichen Sozialisation und Enkulturation entsprechend den Normen und der spezifischen innerfamilialen Rollenverteilung in der Beziehung zwischen Eltern und Kindern, was von Gesellschaft zu Gesellschaft sehr unterschiedlich, ja völlig gegensätzlich sein kann, dann von der jeweiligen familialen Schichtzugehörigkeit und vom Bildungsniveau, vom Alter des Kindes und ganz entscheidend auch von der individuellen Mutterbindung.

Vor nun genau hundert Jahren hat Finkelstein auf die großen psychischen und damit einhergehenden physischen Schäden hingewiesen, die stationär aufgenommene Kinder durch die Trennung von ihren Müttern erleiden können (Finkelstein, 1898: 126 f und 144 f). Während er in der Trennung von der Mutter den Grund für das schlechte Gedeihen, für das Siechtum und schließlich für den Tod der Mehrzahl der Kinder in den «Kinderspitälern» erkannte, sah er aber in dem «unheilvollen Spitaleinfluß», wie er diese Probleme benannte, noch nicht das komplexe Geschehen des «Mutterentzugssyndroms». Erst v. Pfaundler beschrieb die einzelnen Stadien und die damit verbundenen Gesundheitsgefährdungen dieses kindlichen Deprivationssyndroms als «Hospitalismus» (vgl. v. Pfaundler, 1915: 725). Im Gefolge dieser grundlegenden Arbeit rückte schließlich dieses Problem ins Bewußtsein der Pädiater und Psychologen und erlangte seine weltweite Bedeutung (vgl. v. Pfaundler, 1925: 611 f; Spitz, 1945: 53; ders. u. Wolf, 1946: 313 f; Köttgen, 1953: 153; v. Harnack, 1965: 1221 f; Bowlby, 1953: 265 ff; ders., 1976: passim; Hellbrügge, 1966: 388 f; v. Troschke, 1972: 45 ff; Langmeier u. Matejcek, 1978: passim). Von Finkelsteins Arbeit über die schweren psychischen und somatischen Schäden durch die Trennung des Kindes bei einer stationären Klinikaufnahme von der Mutter bis hin zu den zaghaft ersten Schritten der Müttermitaufnahme mußten über fünfzig Jahre vergehen, obwohl diese vielfältigen Gefährdungen und Schäden hinreichend bekannt waren.

Heute, da sich keine Kinderklinik in der Bundesrepublik mehr der Mütteraufnahme verschließen kann, sind selbstverständlich die Folgen des Deprivationssyndroms verschwunden, aber da nicht alle Mütter – aber auch Väter – mitaufgenommen werden können und es bei großen Kindern und Jugendlichen nicht unbedingt nötig erscheint, sind Trennungsreaktionen – natürlich in wesentlich schwächerer Form – auch heute immer noch eher die Regel als die Ausnahme. Dabei zeigen deutsche und ausländische Kinder ein recht unterschiedliches Verhalten.

Bei ausländischen Kindern und Jugendlichen ist allgemein der Trennungsschmerz größer als bei deutschen Kindern, ebenso auch die direkten Reaktionen im Gefolge der Trennung. Sie sind ängstlicher, verschüchterter, motorisch unruhiger, leiden an Eßstörungen und an Heimweh und zeigen verstärkt den Drang nach Hause. Andererseits nun aber scheinen sie, wenn die initiale Phase überwunden ist, sich besser anzupassen, schneller neue Bezugspersonen zu schaffen und zeigen weniger Symptome wie sekundäre Enuresis oder Nägelkauen, Ausdruck affektiver Störung aufgrund anhaltender Gefühle von Verlassenheit und Verzweiflung (vgl. auch Malhotra, 1984: 295 f).

Daß ausländische Kinder ähnlich oder gar mehr als deutsche mit heftigen emotionalen Ausdrucksformen auf die Trennung von der Familie, vor allem von der Mutter, reagieren, jedoch im Laufe der stationären Behandlung dann wesentlich seltener in die so gefährliche Resignationsphase gelangen, ja meist sogar besser auf Station angepaßt sind als deutsche Kinder, ist leicht aus ihrer Sozialisation und aus der spezifischen Lebenslage in der Aufnahmegesellschaft zu erklären.

Da sie zu einer unterprivilegierten, oft diskriminierten Fremdgruppe gehören, sind ihre Außenkontakte eingeschränkt sowie mit großem Mißtrauen belegt und somit der Bezug auf die eigene Familie besonders stark. Dementsprechend wird die Trennung davon und das Verbrachtwerden in eine Institution, die in den meisten Fällen nicht nur völlig unbekannt ist, sondern zudem einerseits noch ausschließlich von Angehörigen der Gesellschaft geleitet wird, die sie allgemein ablehnt und womöglich ausgrenzt und nicht selten auch direkt diffamiert, meist traumatisch erlebt. Und andererseits ist es zudem noch eine Institution, die auch in der eigenen Kultur hoch besetzt ist mit kindlichen Vorurteilen und Ängsten, wie kaum eine andere Institution. Daß der Übergang von der beschützenden Familie ins undurchschaubare, fremde, unheimliche Krankenhaus nicht sorglos vollzogen werden kann, ist daher evident. Daß sich nun aber ausländische Kinder schon meist nach kurzer Zeit, die sie zum Abbau der negativen Vorstellungen vom Geschehen im Krankenhaus und den damit verbundenen Ängsten benötigen, erstaunlich gut einfügen können und sich meist auch sehr schnell eine oder auch mehrere Ersatzbezugsperson für Vater und Mutter schaffen, ist aus ihrer heimatlichen Sozialisation und Enkulturation erklärlich.

Nach den Erziehungsmustern ihrer Herkunftsgesellschaft sind sie nämlich nicht, wie bei uns, weitgehend aus der Erwachsenenwelt ausgeschlossen. Vielmehr finden sie dauernde Zuwendung durch ihre gesamte soziale Mitwelt, durch Kinder und Erwachsene. Daher sind sie auch nicht so sehr auf nur eine Bezugsperson fixiert. Alle Erwachsene ihrer Umgebung, Angehörige, Verwandte und Nachbarn, stehen fast immer zur Verfügung. Jeder fühlt sich verpflichtet, die vordringlichsten Primärbedürfnisse der Kinder zu befriedigen. Dies schließt nicht nur Schutz und Ernährung ein – nicht selten gibt eine stillende Mutter auch dem Kind ihrer Nachbarin die Brust, wenn dies verlangend dabei steht –, sondern auch dauernde verbale Beziehung und vor allem sehr häufigen taktilen Kontakt, und dies im stetigen Mitsein von früh bis oft in die Nacht hinein (vgl. Zimmermann, 1980: 15 f).

Daran sind diese Kinder gewöhnt und setzen dieses Verhalten natürlich auch in der Klinik, insofern sie nicht bettlägerig sein müssen, genauso fort wie zu Hause. So suchen sie intensiven Kontakt mit den anderen Kindern auf Station, aber auch mit allen Schwestern und Ärzten. Ein Kinderzimmer, wie es die meisten deutschen Kinder haben, wo sie sich weitgehend allein beschäftigen und das sie als ihr Reich verstehen, sozusagen als exterritorial, gibt es in den unteren sozialen Schichten ihrer Herkunftsgesellschaft nicht.

Ausländische Kinder daher nur im Krankenzimmer zu halten oder im Spielzimmer der Station beschäftigen zu wollen, stößt nur höchst selten auf ihrer Gegenliebe, es sei denn, dort sind noch andere Kinder oder ihre Besucher, die sie mit einbeziehen können. Zudem sind sie auch nicht gewohnt, mit den ihnen dort angebotenen überperfektionierten Spielzeugen umzugehen. Die kennen sie nicht von zu Hause, so etwas hatten nur die Kinder der Reichen oder die Stadtkinder. Sie wollen sich, wie sie es gewohnt sind, ihre Dinge selbst produzieren und aus ihren Werken dann auch ihre Erfolgserlebnisse beziehen. Ein noch so teures, elektronisch zu steuerndes Hündchen, auch wenn es mit Kopf und Schwanz wackelt, oder eine lieblich grinsende Heidi von einer Zimmerecke zur anderen laufen zu lassen, hat keinen besonderen Reiz und wird bald langweilig. Viel interessanter ist da die Stationsküche, besonders, wenn dort viele Schwestern oder Helfer sind und sich was tut.

So wird allzuoft das Verhalten ausländischer Kinder von dem Stationspersonal als Umtriebigkeit und Ungezogenheit gewertet, weil man von deutschen Kindern Sich-selbst-beschäftigen-können, Stetigkeit und Ruhe zu fordern gewohnt ist und dies in einer reinen Kinderwelt.

Für die Kinderkrankenschwester, der die großen Gefahren des kindlichen Deprivationssyndroms (vgl. Hellbrügge, 1966: 387) nicht bekannt oder nicht voll bewußt sind und die irrtümlicherweise in der Ersatzmuttersuche des deprivierten Kindes eine ganz besondere kindliche Zuwendung sieht, wird das Verhalten der ausländischen Kinder, das weniger anhänglich und nicht nur auf eine Schwester fixiert ist, enttäuschend, ja vielleicht kränkend sein. Sie wird dann diese Kinder als ablehnend oder abweisend, möglicherweise als bindungsschwach oder gar als bindungsunfähig empfinden und dementsprechend auch ihr Verhalten ihnen gegenüber ändern.

Natürlich suchen auch sie Elternersatz und neue Bezugspersonen – selten nur eine –, denn sie sind gewohnt, intensiv mit vielen Erwachsenen zu leben und nicht ausschließlich an eine Bezugsperson gebunden zu sein. Sie bauen darum auch in der Klinik ihre Beziehungen zu mehreren Schwestern auf, insofern sie die erwartete Zuwendung erfahren.

Diese zu Hause und in ihrem familialen Umfeld kontinuierlich und verläßlich erhaltene Zuwendung fordern sie dementsprechend auch während ihres stationären Aufenthaltes. Das bezieht sich vor allem auch auf ihre Besucher. Es genügt ihnen nicht, daß sie nur von ihren Eltern besucht werden. Am glücklichsten sind sie, wenn alle: Eltern, Geschwister, Bekannte, Freunde und Verwandte, bei ihnen sind. Daraus beziehen sie das Gefühl unverbrüchlicher Verbundenheit und daraus wiederum ihre Geborgenheit und, nicht zu vergessen, auch ihren sekundären Krankheitsgewinn.

Selbstverständlich ist es aber nicht nur das Verlangen der Kinder, tagtäglich Besuch zu erhalten, und dies in großer Zahl. In allen südeuropäischen und kleinasiatischen Gesellschaften ist es hohes normatives Gebot, den Kranken, wo immer möglich, Hilfe und Beistand zu gewähren. Dies gilt nicht nur im familialen Umfeld, sondern schließt auch alle die ein, die man kennt und zu denen bestimmte Beziehungen bestehen. Insbesondere gilt dies für Kinder und natürlich ganz besonders für die eigenen. Kaum je, daß ausländische Kinder einmal einen Tag nicht besucht werden. Wenn es den Eltern nicht möglich sein sollte, so sind doch immer Verwandte oder Bekannte, Geschwister oder Freunde am Bett, damit sich die Kleinen nicht vergessen und verlassen fühlen. Jedenfalls müßte man bei Ausländerkindern nicht – wie dies in Kinderkliniken zu sehen ist – Aufkleber an exponierten Stellen anbringen, die ein sehr trauriges Kind zeigen, das seinen Eltern zuruft: «Bitte besuche mich jeden Tag!»

Die Kinderkliniken sind nun offen, die meisten sind von früh bis in die Nacht hinein für Besucher geöffnet, so daß jeder, der es wirklich will, zu irgend einer Stunde seinen Besuch einrichten könnte. Und doch gibt es auch Eltern, die ihre Kinder sozusagen zur «Reparatur» in die Kinderklinik bringen und fragen, wann sie sie «repariert» wieder abholen können.

Natürlich ist die hohe Besuchsfrequenz und die große Besucherzahl oft nicht vereinbar mit den speziellen Regeln der Station. Auch wenn zum Entsetzen der Schwestern die ganze «Großfamilie», die «Sippe, der «Klan», die «Meshpoke» auf die Station «einfällt» und das «südländische Tohuwabohu» veranstaltet, so muß diese nicht gleich die ehernen Stationsregeln außer Kraft setzen. Und sollte dies doch der Fall sein, wie etwa im Intensivbereich, so wird es jeder Ausländer – nicht anders als Deutsche –

wohl verstehen und akzeptieren, daß man nur zu bestimmter Zeit und jeweils nur einen oder zwei Besucher gleichzeitig zulassen kann. Und sollte auch auf anderen Stationen das «Tohuwabohu» störend wirken, so darf man sehr wohl und eindeutig um Mäßigung bitten. Wenn dies in höflicher zurückhaltender Form geschieht und nicht im üblichen deutschen «Kasernenton», werden sich ausländische Besucher sicher gerne daran halten. Es ist ja keinesfalls Gleichgültigkeit, Unerzogenheit oder gar Anmaßung, wie dies all zu oft interpretiert wird, sondern meist nur Unbekümmertheit. Weil eben Gespräche in den südeuropäischen Gesellschaften lebhafter und auch wesentlich lauter geführt werden, ist es den Teilnehmern nicht bewußt, wie hoch ihr «Geräuschpegel» ist. Aber er läßt sich sehr schnell und umfassend dämpfen, wenn man ausländischen Besuchern höflich zu diesem «Bewußtwerdungsakt» verhilft.

Andererseits stehen wir im internationalen Vergleich mit unserer Meinung, daß Kranke, Erwachsene wie auch Kinder Ruhe brauchen, sich «gesundschlafen» müssen und zurückhaltend gepflegt werden sollen, recht einsam da und zielen damit an den Wünschen und Empfindungen unserer ausländischen Patientenkinder haarscharf vorbei.

Und schließlich ist Krankenbesuch im Süden und dementsprechend auch hier nicht ausschließlich auf den Kranken gerichtet. Er ist immer auch willkommene Gelegenheit, daß man sich sieht, mal wieder miteinander plaudern und Neuigkeiten austauschen kann, da man ja in der Fremde so wenig Kontakt miteinander hat. Auch, wenn der Anlaß oft sehr traurig ist, so ist es doch ein Ereignis, das die spezifischen Beziehungen untereinander wieder auffrischt und Mißstimmungen und Spannungen bereinigt im Angesicht dieses schrecklichen Betroffenseins. Und wohnt man nicht am Ort der Klinik, so packt man den Wagen voll, ja übervoll, mit all denen, die sich zu diesem Besuch freimachen konnten. Das ist schöner so, denn man muß nicht alleine fahren und kann schon auf der Hinfahrt alle Neuigkeiten, die es hier oder in der Heimat gibt, austauschen und auf der Rückfahrt alles, was man in der Klinik gehört und gesehen hat, nochmals eifrig diskutieren. Ist die Krankheit des Kindes nicht bedrohlich und besteht die Hoffnung, daß es bald gesund wird, dann war die Besuchsfahrt oft ein wirklich schöner Familienausflug und billiger für jeden allzumal.

Daraus erklärt sich auch der geheimnisvolle Umstand, daß die «Großfamilie» vollzählig und immer gleichzeitig auf der Station «einfällt», das ganze Krankenzimmer «besetzt» und über ihr krankes Kind und über all die anderen Kinder im Zimmer «herfällt» – wenn es der Zustand erlaubt –, um ihm und allen anderen etwas Gutes zu tun.

Wenn wir unvoreingenommen zusehen – oder besser noch: mitmachen –, könnten wir leicht erkennen, wie ein solch herzliches «Tohuwabohu» einem ausländischen Kind gut tut und auch den deutschen Kindern, die diese überströmende Herzlichkeit und Zugewandtheit oft mehr genießen als das Verhalten ihrer Eltern. Die sitzen meist nur stumm und gedrückt am Bett – manchmal auch nur gelangweilt, sehen ihrem Kind beim Bilderbuchbetrachten zu, geben ihm beim Puzzlelegen hin und wieder einen brauchbaren Hinweis oder Hilfe bei der schwierigen Auswahl der Farben, wenn die Kleinen ihre künstlerischen Neigungen im Malbuch ausleben, und lesen vielleicht auch, wenn diese lärmende «Ausländerschar abgezogen» ist und wieder Ruhe herrscht – oft fast Grabesruhe –, ihrem Kind mit getragener Stimme aus dem Märchenbuch vor.

Und sollte diese «Ausländerschar» auch einmal etwas später «abziehen», so muß auch das nicht zu ernst genommen werden. Kein Kind im Süden Europas wird von dem lieben autoritären Sandmännchen ins Bett manipuliert, damit die Eltern endlich ruhig unter sich sein können. Diese Kinder im Süden gehen schlafen oder werden ins Bett gebracht, wenn ihnen die Augen zufallen (oft erst um Mitternacht) und nicht, wenn ihnen «Sand hineingestreut» wird. Aber auch sie erreichen trotzdem ihr notwendiges Schlafpensum, individuell dosiert und flexibler zwar, aber sicher ausreichend. Der traditionelle Hinweis mittel- und nordeuropäischer Ärzte und Pädagogen auf die großen Gefahren des neurotisierenden Schlafdefizits ließe sich doch leicht entkräften, wenn man sich nur einmal der Mühe unterziehen würde, sich im Süden Europas umzusehen. Man könnte unschwer feststellen, daß diese Kinder sicher ihr Schlafbedürfnis befriedigen, obwohl sie in den heißen Monaten des Jahres oft noch sehr spät mit ihren Eltern flanieren oder in Restaurants herumtollen, während ihre Eltern mit anderen noch bei einem kühlen Nachttrunk sitzen, und selbst noch in den Spätvorstellungen der Kinos kleine Kinder gesehen werden können.

Trotz dieser «unverantwortlichen Zustände», denen die armen Kinder des Südens ausgesetzt sind, werden in diesen Gesellschaften sehr viel weniger neurotische Störungen – sowohl bei Kindern als auch bei Erwachsenen – diagnostiziert, als in den Gesellschaften Mittel- und Nordeuropas.

Ausländische Jugendliche auf Station

Können schon während der stationären Betreuung von ausländischen Kindern erhebliche Mißverständnisse entstehen, weil wir allgemein von unseren Werten, Normen und Rollen ausgehen und dementsprechend unser soziales Handeln darauf abstimmen, so sehen wir, daß diese kulturspezifischen Einstellungen – auf beiden Seiten – noch größere Schwierigkeiten bei den Jugendlichen bereiten. Da sie im Spannungsfeld zwischen dem traditionellen Normsystem ihrer Herkunftsfamilie, dem zu leben sie von ihren Eltern verpflichtet werden und den Forderungen und Erwartungen der Residenzgesellschaft, als «Wanderer zwischen zwei

Kulturen», allgemein schon sehr verunsichert sind, so kann ihr Verhalten unter den außergewöhnlichen Bedingungen ihres Krankseins und den Rollenforderungen auf den Klinikstationen noch zusätzlich belastet werden.

Da sie durch die Identitätsdiffusion nicht immer in ihren Familien die nötige Zuwendung erhalten und außerhalb meist gar nicht, erhoffen sie sich, wenigstens in diesem sozusagen «exterritorialen neutral affektiven Raum» als Kranker umsorgt zu werden, wie dieses ihrem traditionellen Rollenverständnis entspricht, und nicht nur als Ausländer, als Exot klassifiziert zu sein.

Wird ihnen diese Zuwendung nicht in dem erhofften Maße zuteil, so kommt es sehr oft zu Appelationshandlungen, die sich allgemein in demonstrativer Opposition oder gar in Aggressivität ausdrücken.

Da diese Mechanismen allgemein nicht bekannt sind, sehen Ärzte und Pflegende nur die negativen Äußerungen, die dann natürlich nicht die erhoffte Zuwendung zu Folge haben. Sie verstehen diese «Kulturgespaltenheit» ausländischer Jugendlicher nicht und beziehen daher deren Verhalten auf sich selbst und fühlen sich gekränkt und verletzt. Selbstverständlich wird sich dann auch ihre Beziehung zu den jugendlichen Patienten weitgehend nur auf die notwendigen pflegerischen Pflichten beschränken. Dies wiederum ist dann Anlaß für den so oft erfolgten resignativen Rückzug ausländischer Jugendlicher. Sie stellen dann weitgehend ihre Kooperation ein, sind gleichgültig oder gar teilnahmslos gegenüber den Vorgängen auf der Station und oft auch hinsichtlich der sie betreffenden therapeutischen Maßnahmen. Da sie aus dieser leidvollen Isolation selten aus eigener Kraft herausfinden, sollten das ärztliche und pflegerische Personal dieses spezifische Verhalten kennen und akzeptieren, um den jungen Ausländern die nötige Zuwendung entgegenbringen zu können.

Große Probleme bereitet unseren Schwestern und Ärzten auch die Einschätzung der psychischen Reife dieser Jugendlichen, vor allem, wenn sie sich trotz aller Schwierigkeiten eine stabile Ich-Struktur aufbauen konnten (vgl. auch Bayaz, 1980: 45 ff). Ihnen hat ihre Sozialisation in der Welt der Armut und Entbehrung in ihrem Heimatland und in der prekären sozio-ökonomischen Lebenslage hier im Aufnahmeland nie die Möglichkeit einer materiell unbeschwerten Jugend eröffnet. Sie mußten vielmehr – vor allem die Jungen – schon von Kind auf zum Unterhalt der Familie beitragen. Die «prolongierte Kindheit», die wir selbst noch unseren Heranwachsenden zugestehen, ist nur in den wohlhabenden Industrienationen möglich. Darum empfinden wir oft ausländische Jugendliche als frühreif, zu lebensernst, ja altklug (vgl. Mühlmann, 1975: 84 f), vor allem, wenn sie durch die Leiden, Sorgen und Ängste in der Ausnahmesituation des Krankseins zudem noch erheblich in ihrer Spontaneität eingeschränkt sind.

Den ausländischen Jungen darum in unserer Kindersprache zu begegnen, ihnen Kinderspielzeug anzubieten, ihr Abendessen in den üblichen Klinikhäppchen – auch wenn diese noch so liebevoll garniert sind – anzubieten, sie zu waschen und anzuziehen, empfinden sie nicht nur als eine Unterdrückung ihrer Selbständigkeit, sondern auch als Verletzung ihres «männlichen» Stolzes.

Während wir nun einerseits unkritisch die «institutionalisierte Hilflosigkeit» unserer deutschen Jugendlichen auch auf die kranken Ausländerkinder übertrage, sind wir andererseits zutiefst entrüstet, wenn wir sehen, «in welch einem Ton» so ein halbwüchsiger Spanier, Süditaliener oder Türkenjunge mit seiner Mutter «umgeht» und wie diese unverständlicherweise sich dies sogar «bieten» läßt. Solch ein Verhalten ist aber keineswegs das flegelhafte Gebaren eines gernegroßen südländischen Machos. Vielmehr zeigt sich darin der – in manchen Fällen auch manchmal überzogene – Ausdruck der ihm schon sehr früh und rigoros auferlegten Rolle des Beschützers seiner Mutter und seiner Schwestern, die er uneingeschränkt und, wenn es sein muß, auch unter Einsatz seines Lebens zu übernehmen hat, wenn sein Vater nicht mehr oder vorübergehend dazu nicht in der Lage ist.

Diese Protektionsverpflichtung lernt und verinnerlicht man eben nur, wenn man nicht bis ins Erwachsenenalter mit einem Lolly im Mund, einem Walkman im Ohr und dem lähmenden Gefühl von «null Bock» und «No Future» durch die Tage schlurft, in der beruhigenden Gewißheit, daß sich doch immer wieder ein paar Grufties auftun, die einem die hinderlichen Steine vor den Superturnschuhen wegräumen.

Aus dem gleichen Unvermögen, das kulturspezifische Geprägtsein der Mitglieder anderer Gesellschaften und dementsprechend auch deren unterschiedliches Rollenverhalten zu verstehen und zu akzeptieren, resultieren denn auch die Mißverständnisse und nicht selten auch die Konflikte mit ausländischen Mädchen auf den Klinikstationen.

Es ist erstaunlich, daß wir im selben Krankenhaus auf der Säuglingsstation eine fünfzehnjährige Türkin als zugewandte, fürsorgliche und wohlorganisierte Mutter erleben und skeptisch-bewundernd bestaunen, und gleichzeitig auf einer Jugendlichenstation ein türkisches «Mädchen» gleichen Alters als Kind behandeln. Weist es dann die ihm von einer wohlmeinenden Kinderschwester angebotene Puppe zurück, wird dies sicher als Kränkung aufgefaßt. Lehnt es jeden Kontakt zu Jungen ab, ist es unkameradschaftlich, und weigert es sich gar, sich in aller Öffentlichkeit zu entkleiden und zu waschen, so gilt es als übertrieben schamhaft. Ein noch so gut gemeintes: «Stell dich doch nicht so an, man wird dir doch nichts abgucken» hilft ihr sicher nicht, diese Schwelle zu überschreiten. Im Verständnis ihrer ländlichen Gesellschaft ist sie nämlich kein Mädchen mehr, sondern mit fünfzehn, sechzehn Jahren eine heiratsfähige Frau. So hat man sie erzogen, und so ist ihr Selbstverständnis – auch wenn dies für uns nicht leicht nachvollziehbar ist.

Die Frage der Mitaufnahme der Mütter in die Klinik

Obwohl die gravierenden Schädigungen durch die Trennung der Kinder von der Familie bei einem Krankenhausaufenthalt, insbesondere der Säuglinge und Kleinkinder von der Mutter, seit nun genau einem Jahrhundert bekannt sind und seit mehr als fünfzig Jahren die kindliche Deprivation, das Mütterentzugssyndrom, in allen Einzelheiten beschrieben wurde, bestehen auch heute noch gewisse Vorbehalte, ein Elternteil bei einer stationären Einweisung ihres Kindes auf Station mitaufzunehmen. Dies gilt insbesondere für die Mitaufnahme ausländischer Mütter oder Väter.

Es besteht kein Zweifel, daß mitaufgenommene Eltern für die Station meist einen zusätzlichen Aufwand bedeuten, es sei denn, das ärztliche und vor allem das pflegerische Personal versteht es, den mitaufgenommenen Elternteil konfliktfrei zu integrieren. Dies ist bei deutschen Eltern schon nicht ganz einfach und gestaltet sich bei ausländischen Eltern im allgemeinen noch schwerer.

Mitaufnahme oder nicht, diese Frage ist für die meisten ausländischen Mütter bereits durch einen erheblichen Ambivalenzkonflikt belastet. Meist deckt sich die von der Klinik festgesetzte Altersobergrenze des Kindes für die Mitaufnahme der Mutter nicht mit der von ihr vermeinten mütterlichen Abhängigkeit und Zuwendungsbedürftigkeit ihres Kindes. Beugt sie sich der Forderung der Klinik und verzichtet auf die Mitaufnahme, so geschieht dies nur unter großen Gewissenskonflikten. Zudem bringt es ihr den Vorwurf der Gruppe ein, ihr Kind in der Not allein gelassen zu haben. Aus diesem Grunde sehen sich ausländische Mütter gezwungen, sich auch dann mitaufnehmen zu lassen, wenn sie es nicht unbedingt als notwendig erachten.

Schlimmer ist es für sie noch, wenn sie sich einerseits, durch den normativen Druck bestimmt, mitaufnehmen läßt, andererseits aber die häuslichen Verhältnisse – vor allem die Versorgung weiterer Kleinkinder – dies eigentlich gar nicht zulassen. Ist sie berufstätig und hat sic ihren Jahresurlaub bereits aufgebraucht, so bleiben ihr nur die gesetzlich gewährten fünf Pflegetage und bei der derzeitigen Arbeitsmarktlage die Angst, entlassen zu werden, wenn sie diese Arbeitsbefreiung überzieht.

Die notgedrungene Vernachlässigung ihrer haushälterischen und erzieherischen Verpflichtungen zu Hause versuchen mitaufgenommene ausländische Mütter dann – bewußt oder unbewußt – mit aufopferndster Pflege ihres kranken Kindes zu kompensieren. Das bringt ihnen seitens des Pflegepersonals nur selten das nötige Verständnis ein, recht häufig aber den Vorwurf überfürsorgliche Mütter zu sein, «Glucken», die sich «über die Kinder hängen» und keine Schwestern «an sie heranlassen». Dies hilft ausländischen Müttern wenig, um aus ihrem Dilemma herauszufinden. Erschwerend kommt noch hinzu, daß die kranken Kinder, die ja aus ihrem gesunden Alltag eine solch intensive ganztägig kontinuierliche Fürsorglichkeit gar nicht gewöhnt sind, diese nicht selten als Belastung empfinden und ihre Mütter abwehren.

Anstatt ihnen nun zu helfen, aus diesem Ambivalenzkonflikt herauszufinden, indem man sie an der Pflege beteiligt, ihnen eine praktische Aufgabe zuteilt, all das an sie delegiert, was sie ja auch zu Hause tun müssen, worin sie Erfahrung haben und geübt sind, werden sie weitgehend in eine passive Rolle gedrängt. Daß sie sich dann um so intensiver um die affektiven Belange ihrer Kinder kümmern, ist die logische Konsequenz. So wird gerade das Verhalten, was man von vornherein bemängelte, die Überfürsorglichkeit den Kindern gegenüber, nun auch noch bestärkt und schlechthin als einzige Verhaltensmöglichkeit gesehen.

Die Extrempersönlichkeiten Mutter und Krankenschwester

Dadurch werden nun Mutter und Schwester, aus der Sicht der Kinder, Extrempersönlichkeiten: Die Mutter tut ihrem Kind nur das Gute, all das, was es gerne hat, und die Schwester nur alles, was belästigt, was schmerzt und was es ablehnt.

Da sich ausländische Mütter allgemein schon und vor allem in der verunsichernden Institution des Krankenhauses unterlegen fühlen, fällt es ihnen schwer, von sich aus affektive Beziehungen zu den Schwestern aufzubauen. So erwarten sie oft geduldig und zaghaft ihre Kooperationsbereitschaft signalisierend, daß die Schwestern den ersten Schritt tun. Werden diese Signale von den Schwestern verstanden, kann sich sehr schnell eine herzliche Beziehung gestalten. Die Mütter werden dann sehr gerne, weil sie das aus ihrer spezifisch kulturellen Prägung gewohnt sind, die affektiven Beziehungen zu ihrem Kind mit den Schwestern teilen.

Von entscheidender Bedeutung ist dabei, daß die Mütter dann aber auch die für das Kind unangenehmen Prozeduren zusammen mit den Schwestern durchführen, wodurch diese unheilvolle Dichothomie in «gute Mutter» und «schlechte Schwester» aufgehoben wird – was letztendlich auch dem kranken Kind zugute kommt.

So können Manipulationen am Kind, vor allem die Blutabnahme, die bei vielen kleinen Kindern meist zu einer dramatischen Aktion ausartet, fast immer zu einem erträglichen Eingriff gestaltet werden, wenn die Mutter nicht aus dem Zimmer geschickt wird, sondern ihr Kind auf dem Schoß hält, während der Arzt Blut abnimmt und die Schwester Mutter und Arzt assistiert. Aber auch weniger schmerzhafte Maßnahmen wie Blutdruck- oder rektales Fiebermessen können völlig undramatisch und angstfrei ablaufen, wenn sie von der Mutter und der Schwester gemeinsam durchgeführt werden.

Vermögen jedoch die Schwestern die besondere Lage, in der sich die mitaufgenommenen ausländischen Mütter auf der Station befinden, nicht richtig einzuschätzen, wird es meist anstatt zu einem partnerschaftlichen Miteinander zu einem mißtrauischen Gegeneinander kommen. Beide Seiten kontollieren dann argwöhnisch das jeweilige Handeln und Verhalten des anderen.

Die «Mütterparanoia»

Die Mutter ist allein mit ihrem Kind. Die Schwestern sind viele. Natürlich haben dann die Schwestern immer Recht, die Mütter nie. Und hinter den Schwestern stehen die Ärzte. Hinter deren breiten Rücken können sie herausdrohen – ein Verhaltensmuster, das uns Konrad Lorenz aus der Ethologie so eindringlich dargestellt hat. Gegen diese übermächtige Phalanx kommt keine Mutter an, auch keine deutsche, wenn das Stationspersonal sich erst einmal eingeschossen hat und die Mutter zur Gegnerin, zur «persona non grata» erklärt hat.

Und wieviele Fehler und welch schwere Fehler kann eine Mutter machen, welche «Dummheiten» kann sie begehen und wie «blöd kann sie sich anstellen», wenn eine geschlossene Gruppe akribisch und mit einer nicht gerade geringen Häme all diesen mütterlichen Unzulänglichkeiten nachspürt. Und wie gut eignen sie sich auch, um in den Pausengesprächen kommentiert zu werden: «Wie kann die nur ihr Kind so brettsteif wickeln und es dann immer und immer nur auf den Rücken legen! Wie soll denn so ein armes Würmchen das erhabene Gefühl von Freiheit entwickeln, wenn es von klein auf schon so brutal eingeschränkt wird? Und lernfähig ist sie auch nicht, sonst bräuchte man ihr nicht hundertmal zu sagen, daß Kinder Bewegung haben und sich frei fühlen müssen (nun ja, von Freiheit haben die da hinten in der Türkei ja sowieso keine Ahnung), das ist doch zum Verzweifeln!»

Verzweifeln müßte man nun aber wirklich nicht an solch unterschiedlichen Einstellungen und Verhaltensweisen von Menschen aus anderen Gesellschaften, wenn man sich nur vorstellen wollte, daß sie dafür ganz bestimmte Gründe haben und daß man diese Gründe erfahren könnte, wenn man ganz einfach danach fragen würde. Und sicher würde eine türkische Mutter gerne erklären, daß es einem Neugeborenen, nach der Vorstellung ihrer Gesellschaft, gut eingepackt wie im Mutterleib sehr viel wohler ist, als wenn es sich, bar jeder Geborgenheit, in einem viel zu großen Bettchen verloren fühlt. Ebenso gerne würde sie auch darstellen, daß nach den Vorstellungen ihres Volkes und vieler, vieler asiatischer Völker ein rundes Gesicht das schönste menschliche Antlitz ist und es eben nur auf einem runden Kopf seinen schönsten Ausdruck findet. Ein Kopf nun aber wird besonders schön rund, wenn der Hinterkopf flach ist, was ganz einfach zu formen ist, wenn ein Kind die ersten Monate auf dem Rücken und dadurch auch auf dem Hinterkopf liegt. Wenn man das nicht macht, kann der Kopf lang werden und das Gesicht sich zu einem richtigen «Pferdegesicht» entstellen.

«Und nicht einmal stillen wollen diese Ausländerinnen, obwohl doch die Muttermilch so viele Vorteile hat: Hoher Anteil an Antikörpern, beste Eiweißzusammensetzung und so hervorragend verträglich für den kindlichen Darm. Die versuchen es nicht einmal: Kein Stimulieren der Brustdrüsen, keinen Reformhaus-Milchbildungstee. Da verzweifelt man doch an der Menschheit, wenn selbst diese Naturvölker die natürlichsten Methoden nicht mehr kennen!» (vgl. Kentenich u.a., 1984: 66 f).

Auch das zu erfahren wäre sicher nicht unmöglich, wenn auch vielleicht die ganze Wahrheit erst bekannt würde, nachdem ein bestimmtes Vertrauensverhältnis hergestellt ist, nämlich, daß viele Ausländerinnen glauben, durch das Stillen ihrer Babies die Bestätigung für das weit verbreitete Vorurteil zu liefern, daß sie rückständig seien, hinterwäldlerische Exoten, da doch die deutschen Mütter kaum noch stillen. Erfahren würde man aber ganz sicher, daß viele glauben, ihrem Kind zu schaden, da sie doch immer wieder hören, welche Gifte in der Muttermilch gefunden werden: Schädlingsbekämpfungsmittel, Unkrautvernichtungsmittel, Schwermetalle und vieles, vieles Schlechte mehr.

«Die Kleinsten bekommen nur die Flasche und dann die Gläschen, und in die Großen stopfen sie dieses fettige, honigsüße Zeugs hinein. Aber Fleisch? Nur nicht, es könnte ja vom Schwein sein oder doch zusammen mit Schweinefleisch geschlachtet, und das hat den einen ihr Prophet verboten, die anderen finden, daß Schweinefleisch heiß macht. Als ob es hier noch Trichinen gäbe oder alle schwitzen würden, die Schweinefleisch essen!»

Keineswegs, so könnten türkische Mütter aufklären, sind alle Muslime so gläubig, daß sie aus Gebotsgründen kein Schweinefleisch essen. Auch wissen sie, daß der kluge Prophet Mohammed, wie so vieles andere, aus medizinisch präventiver Weitsicht auch das Essen von Schweinefleisch im Koran als verboten festgelegt und somit göttlich sanktioniert hat. Sie, wie auch die Strenggläubigen, sind es einfach nicht gewöhnt, Schweinefleisch zu essen, und finden es daher penetrant riechend und süßlich schmeckend, so daß es ihnen Ekel bereitet – so, wie wir reagieren, wenn wir Pferdefleisch essen sollten oder gar Hundefleisch, was ja in vielen Gesellschaften eine besondere Delikatesse ist. Ähnlich geht es den Angehörigen der südeuropäischen Gesellschaften, die, von den Berg- und Gebirgsbewohnern abgesehen, Schweinefleisch ablehnen, weil es schlecht schmeckt und Hitze produziert – wie sie vermeinen –, was in den heißen Regionen zudem unangenehm erscheint.

«Den ganzen lieben langen Tag untätig rumsitzen, sich nur um das Kind kümmern und sonst nichts tun – aber ihm wenigstens jeden Tag die Wäsche wechseln, damit es nicht riecht, davon halten diese Mütter wenig.»

Hat aber eine Schwester überhaupt gesagt, wo man all die Wäsche waschen soll? Auf der Station kann man es nicht, und wer soll es denn zu Hause tun? Etwa die Männer? Woher soll man die vielen Garnituren zum Wechseln nehmen? Wäsche waschen geht doch nur, wenn man von seinem Mann abgelöst wird – meist nur am Wochenende, wenn er nicht arbeiten muß. Darf denn ein Kind nicht einmal ein wenig verschwitzt sein? Muß denn die ganze Republik ununterbrochen die penetrante «Aprilfrische» ausströmen?

Aber wer hört sich schon einmal die Nöte einer ausländischen Mutter an? Wer muntert sie auf? Vierundzwanzig Stunden am Tag in einem kleinen Zimmer nur mit dem kranken Kind beschäftigt! Wer erklärt genau, was es hat, ob es wieder gesund wird und wann endlich? Überall nur kranke und auch sterbende Kinder – wird das eigene Kind auch sterben? Zu Hause bricht alles zusammen und in der Klinik kann man nichts tun. Wo ist man einmal, auch nur für kurze Zeit, allein, ganz allein für sich, unbeobachtet entspannt allein?

Die Fachliteratur spricht von «Mütterkoller», vom «Mütterwahn», von der «Mütterparanoia» und meint die Mütter, die lange Zeit mit ihren Kindern mitaufgenommen sind und deren psychischer Zustand bei der Entlassung oft schlechter ist, als der ihrer Kinder. Bei der Öffnung der Kinderkliniken hat man an die Kinder gedacht und an deren Wohlergehen. Das war richtig! Aber wurden nicht die Mütter vergessen?

Viele Kinderkrankenhäuser haben diesem Umstand Rechnung getragen und Aufenthaltsräume für mitaufgenommene Mütter geschaffen, wohin sie sich einmal vom Bett ihres Kindes zurückziehen, miteinander plaudern, fernsehen, Kaffee trinken, handarbeiten und einfach ein wenig abschalten können. Andere Kliniken haben anstatt Mutter-Kind-Einheiten Schlafzimmer für mitaufgenommene Mütter eingerichtet, damit sie wenigstens nachts Ruhe haben können. Müttermitaufnahme ist sicher richtig und wichtig, aber sie erfüllt nur dann den erstrebten Zweck, wenn die Mütter in der Lage sind, nicht nur die rationalen, sondern vor allem die durch die Krankheit gesteigerten affektiven Bedürfnisse ihrer kranken Kinder zu befriedigen. Gestreßte, überforderte, depressiv verstimmte oder gar in einem pseudoparanoiden Zustand sich befindende Mütter, wie dies nach wochen- oder gar monatelanger Mitaufnahme eintreten kann, übertragen dann ihre gestörte Empfindungs- und Stimmungslage auf das Kind, dessen Situation sich dadurch noch weiter verschlechtert.

Selbstverständlich sollten die bei der Mitaufnahme möglicherweise auftretenden Probleme nicht diese Institution als solche in Frage stellen, denn bereits kurze Krankenhausaufenthalte können bei Kindern ohne einen mitaufgenommenen Elternteil zu solch traumatischen Trennungsreaktionen führen, daß daraus schließlich schwere Verhaltensstörungen resultieren können (v. Troschke, 1972: 45 ff). Wichtig dabei ist jedoch, daß, vor allem bei längerer Mitaufnahme, neben dem Wohl des Kindes die Situation der Mutter und deren Wohlergehen nicht außer acht gelassen wird.

Dies gilt besonders für mitaufgenommene ausländische Mütter. Gerade für sie kann eine längere Mitaufnahme auf Station besonders traumatisch wirken, wenn sie keine adäquaten Entlastungsmechanismen aufbauen können. Da sie üblicherweise auch weniger Kontakt haben, bietet für sie ein Aufenthaltsraum, wo sie andere mitaufgenommene Mütter treffen können, die ein gleiches oder ähnliches Schicksal haben wie sie, wo sie Gelegenheit haben, Beziehungen aufzunehmen, sich in Gesprächen auszutauschen und dadurch, in der Gemeinschaft, die Möglichkeit haben, ihre Ängste, ihre Nöte und Sorgen zu verarbeiten und meist auch abzubauen.

11. Ausländische Frauen unter der Geburt

Die Probleme ausländischer Frauen in der Geburtshilfe in Zusammenhang zu bringen mit Krankheit und Kranksein in transkultureller Sicht, ist sicher nur in bestimmter Hinsicht und in gewissem Umfang legitim, denn letztlich sind ja Schwangerschaft und Geburt keine Krankheiten. Daß dieser Zusammenhang aber doch hergestellt werden soll, bestimmt sich aus dem Umstand, daß einerseits, sowohl während der Schwangerschaft als natürlich auch bei der Geburt, gesundheitliche Probleme auftreten können, die eine stationäre Versorgung der Schwangeren oder Gebärenden nötig machen. Andererseits nun können Schwangerschaft und Geburt und das entsprechende Verhalten und Handeln der Frauen in der Schwangerschaft sowie vor, während und nach der Entbindung von Gesellschaft zu Gesellschaft, aufgrund deren spezifischer Einstellungen, Werte, Normen und Rollen, sich so sehr von einander unterscheiden, daß Gravidität und Partus, in einer anderen Kultur vollzogen, zu erheblichen Schwierigkeiten und letztlich auch zu Konflikten führen können. Wie aus den zahlreich nun vorliegenden Untersuchungen zu ersehen ist, treten im Gefolge dieser Schwierigkeiten in zahlreichen Fällen Komplikationen auf, die wiederum zu nicht geringen gesundheitlichen Beeinträchtigungen führen können.

Obwohl die ersten Migrantinnen, damals «liebe Gastarbeiterinnen» genannt, bereits 1955 in die Bundesrepublik kamen und viele von ihnen hier Kinder zur Welt brachten, wurden die dabei auftretenden Schwierigkeiten erst viel später thematisiert. Nach alter Tradition versuchte die Medizin, ihre Probleme selbst zu lösen. Hilfe anzunehmen galt damals, wie eh und je und wie es auch heute noch gilt, als Schwäche, die sich die allüberlegene Medizin nicht leisten zu können glaubt – selbst wenn es zu Lasten der Patienten geht.

So dauerte es über ein Jahrzehnt, bis die Probleme der Schwangerschafts- und Geburtsverläufe der hier lebenden Migrantinnen nicht mehr nur als unliebsame Erscheinungen in der medizinischen Praxis gelten konnten (Burger, 1966: 962; Saurwein, 1969: 729). Es war nicht nur die große Zahl nichtdeutscher Gebärender, die in manchen Kliniken damals schon bis 20% der Entbindenden insgesamt ausmachten, sondern vor allem die für deutsche Geburtshelfer, Hebammen und Ärzte ungewohnten Verhaltensweisen dieser ausländischen Frauen vor, während und nach der Geburt.

11.1 Die «unbequemen» ausländischen Gebärenden

So berichteten Ärzte über erschwerte geburtshilfliche Situationen mit ausländischen Frauen wegen ihrer «starken emotionalen Erregung und einer oft hemmungslosen Unbeherrschtheit während der Geburt» und dies «vollkommen unabhängig von Intelligenzgrad oder gesellschaftlicher Stellung». Bei vielen Ausländerinnen wurde somit eine sogenannte «Schlafgeburt» durchgeführt, bei der die Gebärenden in einen Dämmerschlaf versetzt wurden, weil sie «einer Führung durch Arzt und Hebamme, vielfach auch aus Verständigungsschwierigkeiten, nicht zugänglich waren und die schon entweder bei den ersten Eröffnungswehen oder aber im weiteren Verlauf der Geburt, trotz Verabreichung spasmolytischer und analgetischer Medikamente, durch eine lautvolle Disziplinlosigkeit auffielen und ihre Kinder durch Veratmen und vorzeitiges Pressen ... in Gefahr brachten.» (Burger, 1966: 962 und 964).

Als Hauptgrund für solche Maßnahmen wurden von allen Autoren der sechziger Jahre die geringen Kenntnisse der deutschen Sprache angegeben und dementsprechend die daraus resultierende «Aggravierung der Geburten». So wurde dargestellt, daß die Vorbereitung zur schmerzfreien Geburt durch Schwangerenkurse verunmöglicht werde und die Geburtsleitung allgemein erschwert sei. Die Anleitung zur Atemtechnik und Entspannung müßte während der gesamten Wehentätigkeit durchgeführt werden, der Schmerzmittelverbrauch sei bei Sprachschwierigkeit weit erhöht und die Geburtsdauer, selbst gegenüber deutschen Frauen ohne psychologischen Vorbereitungskurs, wesentlich länger (Rimbach, 1967: 294).

Die Schwierigkeiten der psychischen Geburtsleitung beruhten aber auch «auf der mangelnden Disziplin, die ein Großteil der Südeuropäerinnen zeigte» (Saurwein, 1969: 729; Wittlinger u.a., 1977: 1182).

Vor allem aber wurden anfänglich die gegenseitigen Verständigungsschwierigkeiten unter dem Gesichtspunkt gesehen, daß sich dadurch das nötige Vertrauensverhältnis zu Hebamme und Geburtshelfer nicht aufbauen ließe, wodurch dann wiederum gravierende Entbindungsprobleme entstehen könnten. So wurde dieser Mangel dann wieder verantwortlich gesehen für den «circulus viciosus: Angst, Verkrampfung, Schmerz, der dadurch nicht durchbrochen werden kann und zu einer Entgleisung der Gebärenden führt» (Wittlinger u.a., 1971: 1182; Sievers, 1974: 1008; Schliemann u. Schliemann, 1975: 216 f; Schulze-Naumburg u. Scholtes, 1976: 67).

So wurden schon sehr früh die Entbindungen ausländischer Frauen als Risikogeburten schlechthin bezeichnet und Mittel und Wege gesucht, wie diese damit verbundenen Probleme zu lösen seien. All den als ausländerinnenspezifsch aufgefaßten Verhaltensweisen, die dann allgemein in den gezeigten Mustern wie Unbeherrschtheit, Disziplinlosigkeit, geringe Belastbarkeit, unkooperatives und unkoordiniertes Verhalten und dergleichen abgewertet wurden, versuchte man dann mit medizinischen Mitteln zu begegnen.

Anstatt sich zu fragen, welche soziokulturellen Hintergründe prägend sind und inwieweit die sozioökonomische Lage der hier lebenden ausländischen Frauen verantwortlich ist für dieses abweichende Verhalten, wurde nur die Störung der üblichen Routine in deutschen Kreißsälen gesehen und diese dann eben durch systemimmanente Möglichkeiten wieder herzustellen versucht. Beseitigt werden sollten also ganz vordergründig die aufgrund der unterschiedlichen Einstellungen und Verhaltensweisen angenommenen Risiken, und zwar für Mutter und Kind, anstatt zu prüfen, ob diese Risiken nicht doch erst aus der Konfliktbeziehung zwischen den ausländischen Kreißenden und den medizinisch-geburtshelferischen Institutionen resultierten (vgl. auch Land, 1983: 71).

11.2 Schmerz und Schmerzbekämpfung

Neben großflächigen Verbrennungen zweiten und dritten Grades gilt das Gebären als das schmerzhafteste, was Menschen ertragen können.

Wie transkulturelle Untersuchungen belegen, sind Schmerzen jedoch nicht nur bewußtseinsabhängig, also psychisch mitdeterminiert, sondern vielmehr ist auch das Erleben, Empfinden und die jeweilige Form des Äußerns der Schmerzen weitgehend kulturspezifisch. So kann ein bestimmtes Schmerzverhalten in der einen Gesellschaft weitgehend unterdrückt werden, während es in einer anderen Gesellschaft geradezu gefordert wird. Schmerzäußerungen waren beispielsweise bei den ursprünglichen nordamerikanischen Indianerstämmen streng ritualisiert und in der männlichen indianischen Welt beinahe tabuisiert, während sie in den Gesellschaften Südeuropas und des Orients – insbesondere dort in der weiblichen Welt – keinen sozialen Zwängen unterworfen sind, ja sogar bei bestimmten Ereignissen, wie etwa bei Geburt und Tod, ganz besonders lautvoll vorgetragen werden, um Schmerz, Leid und Ergriffenheit zum Ausdruck zu bringen und sich dabei selbst zu entlasten.

Daß sich Frauen aus diesen Gesellschaften natürlicherweise auch hier während der Geburt entsprechend den normativen Erwartungen ihrer Herkunftsgesellschaft verhalten, so wie sie es zu Hause erlernt und internalisiert haben, ist einleuchtend. Wie sollten sie wissen, daß das in ihrer Gesellschaft übliche Schreien während der Geburt, das entspannend wirkt und auch erwartet wird, hier als «lautvolle Disziplinlosigkeit» oder als «hemmungslose Unbeherrschtheit» gewertet und, wo immer möglich, unterdrückt wird, da es die Geburtsleitung der Kreißenden und somit den Geburtsverlauf empfindlich störe (Burger, 1966: 962 und 964; vgl. auch Leyer, 1989: 36 f).

Andererseits wird aber auch gefragt, inwieweit der Geburtshelfer den lauten Schmerzäußerungen der Südländerinnen nachgehen und ihnen mehr Analgetika verabreichen soll. Die Folge ist nämlich dann eine verlängerte Austreibungsperiode und öfter sogar ein Geburtsstillstand mit den bekannten daraus folgenden Konsequenzen für Mutter und Kind (Schneider, 1972: 39). Sicher ist das laute Äußern der Geburtsschmerzen, vor allem, wenn dies über Stunden geht, für alle Beteiligten bei der Entbindung sehr belastend, insbesondere, wenn kein Gespräch mit den Kreißenden möglich ist, um sie zu beruhigen, sie zu entspannen und ihnen die Angst zu nehmen. Aber anstatt einer beruhigenden Geburtsführung hohe Dosen an Schmerzmitteln zu verabreichen, damit die Austreibungsphase zu verlängern sowie eventuell einen Geburtsstillstand zu riskieren und dann die Schuld dafür der ausländischen Gebärenden anzulasten, weil sie sich so «disziplinlos und unbeherrscht» und so «lautvoll äußerte», bedeutet sicher, das Problem von der falschen Seite her begriffen und angegangen zu haben.

Zudem zeigen Untersuchungen aus der Schweiz, wo längere und intensivere Erfahrungen mit ausländischen Arbeitsmigrantinnen gemacht wurden, daß bei ihnen trotz dieser Probleme weder Geburt noch Wochenbett schwieriger sein müssen als bei Schweizer Frauen (Hauser u. Tapia, 1975: 552 f).

11.3 Operative Geburtsbedingungen

Zangengeburt, Vakuumextraktion und Kaiserschnitt

Gravierender noch, als die Lösung der Schwierigkeiten bei der Ausländerinnengeburt in der Applikation hochdosierter Schmerzmittel zu sehen, ist, sie in der operativen Geburtsbeendigung zu suchen. Dabei spielen vor allem die Sectio caesarea, der Kaiserschnitt, sowie operative vaginale Entbindungsformen wie Zangengeburt (Forceps) und Vakuumextraktionen die Hauptrolle. Ihre Häufigkeit wurde sozusagen zur Bestimmung der Komplikatonsrate herangezogen.

So zeigten verschiedene Vergleichsstudien zwischen deutschen und ausländischen Gebärenden, daß die Zahl der Kaiserschnittentbindungen bei letzteren doppelt bis dreifach so hoch ist wie bei ersteren. Als Gründe dafür wurde durchgehend und überwiegend eine Beckenanomalie bei den Ausländerinnen angegeben, wobei die «Conjugata anatomica vera obstetrica», also die engste Stelle zwischen Promontorium und Symphyse (zwischen dem Vorsprung des 5. LW und 1. KBW und der Schambeinfuge), die 11 cm beträgt, bei den ausländischen Frauen unter 10,5 cm gelegen haben sollte und sogar rachitische Becken angegeben wurden (C.v. < 6,5 cm). Da solche Verhältnisse bei deutschen Frauen heute wesentlich seltener sind, wird dieser Umstand einem anatomischen Entwicklungsrückstand bei südeuropäischen Ausländerinnen angelastet und in Bezug auf die dargestellte Beckenanomalie ausgeführt: «So finden wir bei näherer Betrachtung der Indikation zum Kaiserschnitt von A [Ausländerinnen; d. Vf.], daß eigentlich Verhältnisse vorliegen, wie sie bei uns vor 50 Jahren bestanden.» (Saurwein, 1969: 731 f; vgl. auch Loew u. Schrank, 1966: 30; Schliemann u. Schliemann, 1975: 211 ff; dies., 1975: 566). Selbst bei diesen Untersuchungen, die bei «Ausländerinnen insgesamt» keinen signifikanten Unterschied zwischen ihnen und dem deutschen Vergleichssample zeigen, sind doch die Sectiones bei Spanierinnen und Portugiesinnen oft um das Mehrfache erhöht. Erklärt wird dies aus der Annahme, «daß bei den Gebärenden aus den Ländern des westlichen Mittelmeerraumes rassisch-geographische Besonderheiten oder Beckenanomalien eine erhöhte Sectiofrequenz zur Folge haben.» (Schliemann u. Schliemann, 1975: 216). Und auch, wenn die «Conjugata vera obstetrica» nicht ausgemessen wurde, gilt die Beckenanomalie, dann allgemein nur «Mißverhältnis» genannt, also das indirekte Verhältnis zwischen Geburtskanal und Kopfumfang des Kindes, als die häufigste Indikation für die peritoneale Schnittentbindung.

Daneben werden dann als Kaiserschnittindikation vor allem «Placenta praevia» (falscher Sitz der Plazenta), «Fetal Distress» (fetale Notsituation), Asphyxsie (drohender fetaler Erstickungszustand), Schwangerschaftstoxikosen (infektiös bedingte Stoffwechselentgleisung) sowie protrahierter (verzögerter) Geburtsverlauf angegeben. Letzterer ist überwiegend auch Grund für eine vorzeitige operativ vaginale Entbindung. Es ist davon auszugehen, daß das in deutschen Kreißsälen nicht gewohnte Verhalten der ausländischen Gebärenden – vor allem aufgrund des immer wieder beschriebenen «circulus vitiosus», der übergroßen Angst der Kreißenden, die zu erheblicher Verkrampfung führt und diese dann zu erhöhtem Schmerz, der wiederum die Angst potenziert und so fort – letztendlich nicht nur zu den beschriebenen Aggravationen führen kann, sondern auch zu enervierten Geburtshelfern, die dann die eingeschränkte Möglichkeit einer in ihrem Sinne normalen Geburtsführung zum Anlaß für eine vorzeitige vaginal operative Entbindung nehmen. Um die «lautvollen Schmerzäußerungen» zu unterbinden, der «mangelnden Koordination und Kooperation» zu entgehen, «vorzeitiges Pressen und Veratmen» zu vermeiden und schließlich nicht in einem «protrahierten Geburtsverlauf» eine «Entgleisung der Gebärenden» und letztlich sogar einen Geburtsstillstand zu riskieren mit all den Komplikationen für Mutter und

Kind, wurde dann durch gehäuften Forceps und Vakuumextraktionen eine vorzeitige Geburtsbeendigung operativ durchgeführt.

Auch erfolgte die Entbindung der Ausländerinnen allgemein unter Einsatz hoher Dosen Schmerzmittel oder Sedativa, bis hin zu einer medikamentös induzierten retrograden Amnesie oder gar zur Ausschaltung des Sensoriums.

Sehr zaghaft jedoch hatte man auch damals schon festgestellt, daß ein Großteil der Schwierigkeiten bei der Geburt von Ausländerinnen sich vermeiden ließ, wenn man die Gebärenden «durch eine Hebamme, die von der Aufnahme der Kreißenden an bis zur Geburt am Gebärbett anwesend ist» (Rimbach, 1967: 294), betreuen läßt. Da dies jedoch nicht in allen Krankenhäusern möglich war oder auch nicht eingesehen wurde, verließ man sich eben üblicherweise auf den medikamentösen Einsatz und die operative vaginale Entbindung und vertraute auf die doch sicher einmal stattfindende Integration der Migrantinnen, die sich dann auch in diesem Bereich den deutschen «Kreißsaalnormen» unterwerfen würden. Diese Erwartungen erfüllten sich auch mit den Jahren mehr oder minder zufriedenstellend, so daß über längere Zeit hindurch das Problem Schwangerschaft und Geburt bei Ausländerinnen gynäkologisch-geburtshelferisch seine einstmalige Bedeutung verlor. Relevant wurden diese Fragen erst wieder, als sich die Zuwanderung der türkischen Arbeitsmigranten deutlich erhöhte und somit die hier lebenden Türkinnen auch hier ihre Kinder zur Welt brachten. Sie wurden von Anfang an zu Risikopatientinnen erklärt und tragen diese Etikettierung eigentlich auch heute noch.

11.4 Schwangerschaftsrisiken und Vorsorgeuntersuchungen bei Türkinnen

Wie die einschlägigen Untersuchungen zeigen, ist nun auch die medizinische Risikobelastung bei türkischen Frauen höher als bei deutschen Frauen. «Es sind vor allem Risiken, die bereits in der Anamnese erfaßt werden können, wie negative Ergebnisse vorausgegangener Schwangerschaften (das sind Tot- und Fehlgeburten sowie verstorbene und geschädigte Kinder), die bei den türkischen Familien zwei- bis dreimal häufiger waren als bei den deutschen, auch wenn man den durchschnittlich höheren Geburtenrang türkischer Frauen berücksichtigt.» (Collatz, 1986: 75 f). Daneben konnte gezeigt werden, daß Grunderkrankungen, die als Risiko für die bestehende Schwangerschaft gelten können, bei Türkinnen wesentlich häufiger dokumentiert wurden als bei deutschen Frauen. Auch hinsichtlich der präventiven Vorsorge in der Schwangerschaft zeigten sich signifikante Unterschiede. Frühzeitiger Beginn der Schwangerschaftsvorsorgeuntersuchungen und eine ausreichende Anzahl und Dichte dieser Untersuchungen werden in den entsprechenden derzeit vorliegenden Studien als wesentliche Indikatoren für die Qualität der adäquaten Präventivversorgung in der Schwangerschaft genannt.

Auch hier ist zu sehen, daß anfänglich türkische Schwangere diese Untersuchungen später als schwangere Ausländerinnen insgesamt und wesentlich später als deutsche Frauen durchführen ließen. Nicht nur in regionalen Studien, sondern auch bundesweit zeigte sich jedoch, daß sich dieses Verhalten mit der Dauer des Aufenthaltes bedeutend verbesserte. Auch was die Zahl der Untersuchungen in der Schwangerschaft insgesamt und die Untersuchungsdichte anbelangt, so war diese bei türkischen Schwangeren geringer, wie auch die Zahl der ärztlichen Untersuchungen während der Schwangerschaft insgesamt im Vergleich mit schwangeren Frauen aus den anderen Abgabegesellschaften und mit deutschen Frauen.

Bedeutend in diesem Zusammenhang ist jedoch, daß schwangere türkische Frauen aus höherer Sozial- und Bildungsschicht besser medizinisch versorgt waren als deutsche Schwangere der untersten Sozialschicht. Obwohl bei deutschen Frauen dieser Schichtzugehörigkeit zumindest ansatzweise psychosozial und psychosomatisch orientierte Versorgungsmöglichkeiten angeboten und auch durchgeführt wurden, fehlten solche therapeutischen Maßnahmen bei türkischen Schwangeren der untersten sozioökonomischen Ränge völlig.

Darüber hinaus zeigen die einschlägigen Studien, daß die türkischen Frauen aus den Schwangerschaftsvorsorgeuntersuchungen kaum Gewinn ziehen konnten, da in den meisten Fällen die sprachliche Kommunikation sehr beschränkt war und dementsprechend die Aufklärung und Anleitung sehr mangelhaft gewesen sind. Weil die Untersuchungen von vielen sogar als sehr abstoßend empfunden wurden, verzichtete ein Großteil der Schwangeren nach den ersten Untersuchungen auf weitere Maßnahmen.

Da auch die Basisuntersuchungen üblicherweise nicht vollständig durchgeführt wurden, konnten bei türkischen Schwangeren auch eine Vielzahl von Risiken nicht entdeckt werden, und wo pathologische Befunde erhoben wurden, war dies nicht unbedingt Anlaß für die Durchführung der nötigen Zusatzmaßnahmen. So waren die Schwangerschaftsrisiken oft auch eine Hypothek für das Auftreten der zahlreichen Geburtsrisiken. Beispielsweise waren bei den zahlreichen fetoinfantilen Todesfällen die entsprechenden Schwangerschaftsrisiken schon im ersten Schwangerschaftsdrittel erkennbar, ohne daß die nötigen medizinischen Konsequenzen daraus gezogen wurden.

Aber nicht nur die mangelhafte vorgeburtliche Prävention war dann schließlich ausschlaggebend für die vielen Schwierigkeiten vor und während der Entbindung, sondern bei ihnen, in noch stärkerem Maße als bei Kreißenden aus den anderen mediterranen Gesellschaften, insbesondere ihr ungewohntes Geburtsverhalten. Möglicherweise sind darauf auch die bei Türkinnen immer wieder festgestellte, im Vergleich mit deutschen Gebärenden, schlechtere Überwachung der Wehentätigkeit und der fetalen Herzschlagfrequenz (CTG) und letztlich wohl auch die größeren Geburtsrisiken, auch, wenn keine Schwangerschaftsrisiken vorlagen, zurückzuführen. Dazu kommt, daß die Aufnahme in die Klinik oft nicht rechtzeitig erfolgte, so daß die «Gebärende häufig eine gehetzte unfreundliche psychohygienisch unhaltbare Atmosphäre unter der Geburt erlebte» (Collatz, 1986: 98; vgl. dazu auch Collatz u. Rohde, 1983: passim; Korporal, 1986: 39 f; Deçirmenci, 1983: 33; Guggenberger u.a., 1983: 226; Brucks u.a., 1985: 7 ff; Gehri, 1996: 65).

11.5 Schwangerschaft und Geburt in transkultureller Sicht

Es ist ein transkulturelles Phänomen, daß in allen Gesellschaften Schwangerschaft und Geburt nicht nur einen besonderen Stellenwert haben, sondern daß auch das Verhalten der Schwangeren und der Kreißenden bestimmten Normobligationen unterliegt, die mehr oder minder rigid der sozialen Kontrolle unterliegen.

Aber nicht nur das Verhalten Schwangerer und das der Gesellschaft ihnen gegenüber sowie das Verhalten Kreißender bei der Geburt ist normativ weitgehend festgelegt, sondern auch wie und wo die Entbindung stattfindet, wer dabei hilft und wer beisteht, welche Riten damit verbunden sind und welche Tabus. Wie dies im einzelnen geregelt ist, kann von Gesellschaft zu Gesellschaft sehr unterschiedlich, ja völlig gegensätzlich sein.

In allen Gesellschaften war Schwangerschaft ein außergewöhnliches Ereignis. Es war erster Beweis, daß beide Partner fruchtbar sind, somit ihren Beitrag zum Fortbestand der Gruppe zu leisten in der Lage waren, dadurch ihre soziale Anerkennung etablierten und vor allem durch ihre – meist zahlreiche – Nachkommenschaft auch ihre ökonomische Zukunfts- und vor allem Alterssicherung schufen. Wie nun aber eine normale Schwangerschaft im traditionellen Verständnis der Gruppe zu verlaufen hat, ist gesellschafts- und schichtspezifisch. Zu allen Zeiten war allen Gesellschaften einsichtig, daß Schwangerschaft und Geburt immer Mutter und Kind bedrohen konnten. Natürlich waren diese Gefahren sehr unterschiedlich, je nachdem die Schwangere etwa einer gebildeten und wohlhabenden städtischen Oberschicht angehörte oder einer bäuerlichen Unterschicht.

Noch bis in die ersten Jahrzehnte dieses Jahrhunderts konnten Frauen der städtischen Unterschichten und noch weniger Frauen in den ländlichen Bereichen Mittel- und Nordeuropas kaum je auf ärztliche Hilfe rechnen, wenn es zu Geburtskomplikationen kam. Und auch heute noch ist dies in den meisten Agrarregionen Südeuropas und des Orients, woher der überwiegende Teil der hier lebenden Ausländerinnen kommt, kaum möglich. Darum gab es und gibt es auch heute noch in all diesen Gesellschaften bestimmte Handelns- und Meidungsgebote, um all die möglichen Geburtskomplikationen weitgehend ausschließen zu können. So wurde die Schwangerschaftsprophylaxe von größter Wichtigkeit (vgl. Kuntner, 1986: 123 u. 129; Zander, 1981: 941).

Schwangerschaftsverhalten

So finden wir in allen Gesellschaften bestimmte diätetische und hygienische Vorschriften, die die Schwangere einzuhalten hat, aber auch wie sie sich zu bewegen, wie sie zu arbeiten oder zu ruhen hat, wie weit ihr Bewegungsradius sein darf, mit wem sie Beziehungen haben kann und mit wem nicht – Vorschriften, die teils sehr sinnvoll, teils aber nach unseren wissenschaftlichen Erkenntnissen völlig sinnlos sind. So ist das Verbot, in der Schwangerschaft ein Wannenbad zu nehmen, sicher ebensowenig eine Schutzmaßnahme, wie es die Beschränkung der Bewegungsfreiheit der Schwangeren auf ihr Haus darstellt (Kuntner, 1986: 123).

Ähnliches gilt für die Überzeugungen der bäuerlichen Gesellschaften, daß alles, was die Schwangere denkt, fühlt, sieht und tut, einen direkten Einfluß auf ihr Kind hat. Es ist das Denken der Antike, daß sich die werdende Mutter nur Schönem und Erhabenem zuwenden und alles Häßliche, Gemeine unbedingt meiden solle, damit ihr Kind schön, wohlgestaltet und gesund zur Welt kommen könne. Es sind die alten Vorstellungen der «homöopathischen Magie», die auch heute noch in vielen, vielen Gesellschaften wirksam sind. So ist man auch heute noch im gesamten mediterranen Raum in allen bäuerlichen Gesellschaften der Überzeugung, daß die Schwangere durch den Anblick eines Hasen ein Kind mit einer Hasenscharte zur Welt bringen werde und eine Feuersbrunst, die eine Schwangere erschrickt, ein Feuermal bei ihrem Kind verursachen würde. Wie in so vielem ist auch der Orient geradezu überreich an den Analogvorstellungen der homöopathischen Magie. So darf in der Türkei – und nicht nur in den rückständigen Agrarregionen – eine Schwangere keinen häßlichen Menschen anschauen, damit sie kein häßliches Kind gebiert. Blickt sie eine Leiche an, läuft sie Gefahr, ein blasses oder gelbsüchtiges Kind zur Welt zu bringen. Sieht sie ein behindertes oder mißgebildetes Kind an, kann auch ihr Kind behindert oder mißgebildet werden, belächelt sie gar solch ein Kind, wird ihr Kind sicher behindert werden. Sie darf auch keinen Bären oder sonst ein Tier mit langem oder zottigem Fell anschauen, damit ihr Kind nicht behaart wird. Ißt sie schwarzen Pfeffer, muß sie Angst haben, daß ihr Kind viele schwarze Muttermale am Körper haben wird.

Aber nicht nur Unschönes oder ihrem Kinde Abträgliches kann eine Schwangere übertragen. Wenn sie möchte, daß ihr Kind einem besonders lieben oder schönen Menschen ähneln soll, so muß sie diesen oft und intensiv ansehen. Schön wird ihr Kind auch, wenn sie andere schöne Kinder ansieht oder auch schöne Bilder. Soll das Kind ihr ähnlich werden, muß sie sich oft im Spiegel betrachten. Möchte sie ein schönes Kind haben, das lange lebt, muß sie reife Granatäpfel essen, und Quitten, wenn es schöne Grübchen haben soll. Rosig rote Wangen bekommt ihr Kind, wenn sie rotbackige Äpfel ißt (vgl. Kaya, 1992: 72 f).

Wie sehr die Gesellschaften Südeuropas und Kleinasiens auf die Schwangeren eingehen, zeigt auch, daß man ihnen zugesteht, ihre Schwangerschaftsgelüste nicht zu unterdrücken. So wird im ganzen italienischen Süden, vor allem aber in Sizilien, eine Schwangere sich nie den Wunsch nach frischen Erdbeeren oder Himbeeren versagen, wenn sie nicht Gefahr laufen will, daß ihr Kind mit einem erdbeer- oder himbeerförmigen Muttermal geboren wird.

Bestimmung des Geschlechts des Kindes

Welches Geschlecht ein noch ungeborenes Kind haben wird, versetzt nicht nur Mutter und Vater und deren Herkunftsfamilien in spannungsvolle Neugier, sondern auch alle Bekannten, Nachbarn und Verwandten.

Um festzustellen, ob es ein Junge oder Mädchen wird, kennt man in allen südeuropäischen Gesellschaften, vor allem aber im Orient, unzählige Methoden. So kann man in der ländlichen Türkei bereits ohne Wissen der werdenden Mutter das Geschlecht des Kindes feststellen, indem man unter ein Sofakissen eine Schere und unter ein anderes danebenliegendes Kissen ein Messer legt. Setzt sich die Schwangere auf das Kissen mit der Schere, wird das Kind ein Mädchen, setzt sie sich auf das Kissen, unter dem das Messer verborgen ist, wird es ein Junge.

Mit den beiden Geschlechtern sind auch die beiden Körperseiten der Mutter verbunden. Links steht dabei für das weibliche, rechts für das männliche Geschlecht. Kommt zuerst Milch aus der rechten Brust der Schwangeren, wird es ein Junge. Spürt sie die Kindsbewegungen vor allem auf der linken Seite, wird es ein Mädchen. Dagegen wird das Kind ein Junge werden, wenn die rechte Hüfte breiter oder die rechte Brust voller als die linke wird, umgekehrt wird es ein Mädchen.

Aber auch nicht seitenbezogene Körperveränderungen können auf das Geschlecht des ungeborenen Kindes hinweisen. Ein Mädchen wird es, wenn die Taille umfangreicher und die Lippen voller werden, aber auch, wenn der Bauch runder, das Gesicht fülliger wird und die Schwangere an Gewicht sehr zunimmt. Auch die Schwangerschaftsgelüste können Aufschluß über das Geschlecht des zu erwartenden Kindes geben. Wird es ein

Mädchen, gelüstet es der Schwangeren nach Saurem, ist ein Junge zu erwarten, natürlich nach Süßem (vgl. auch Franger, 1980: 29 f).

Die Geburtsvorbereitung

Mit Beginn der Wehentätigkeit werden in all den genannten Gesellschaften bestimmte Maßnahmen getroffen, die der Schwangeren helfen sollen, ihre Angst vor einem unglücklichen Geburtsverlauf zu verlieren und ihr Zuversicht und Kraft zu vermitteln, um dadurch Verkampfungen zu lösen und Schmerzen zu lindern und ihr somit zu einer komplikationslosen und schnellen Geburt zu verhelfen.

So werden in allen Herkunftsgesellschaften unserer ausländischen Schwangeren geburtserleichternde und geburtsfördernde Praktiken angewandt, wie das Binden des Bauches und Bauchmassagen, aber auch Wärme in vielfältigster Art, so in Form von Kompressen mit heißen, feuchten Tüchern, mit heißem Sand, Hafer oder Leinsamen. Aber auch Dämpfen der Geburtswege und warme Sitzbäder sind üblich.

Als besonders geburtsfördernd gilt das Bewegen der Schwangeren, denn es provoziert nicht nur das Einsetzen der Wehen, sondern verstärkt sie auch. Die Bewegungsarten können sehr vielfältig sein. Üblich sind Geh- und Hüpfbewegungen, kreisende Unterleibs- und Schüttelbewegungen.

So wird in der Türkei die Schwangere während der Wehen von beistehenden Frauen untergehakt und im Zimmer herumgeführt, wobei sie auch über niedrige Hindernisse steigen oder springen soll, etwa über eine Türschwelle, einen Besen oder über ein Schwert. Kreisende Bewegungen führt die Schwangere aus, indem sie sich an einem Seil hält, das an der Decke befestigt ist und mit leicht gespreizten Beinen die Hüften kreisförmig bewegt, wobei sie von der Hebamme oder einer helfenden Frau unterstützt wird, die das rhythmische Kreisen zwischendurch ruckartig durch kurzes Schütteln unterbrechen. In den Wehenpausen können sich die Schwangeren ausruhen, um bei einer erneuten Kontraktion wieder mit den Bewegungen einzusetzen.

Diese volksmedizinischen Geburtshilfepraktiken sind auch aus den Schweizer Tälern beschrieben: «Die gebärenden Frauen hielten sich beispielsweise an einer vom Deckenbalken herabhängenden Seilschlinge und drehten das Becken in langsamem Rhythmus hin und her; dann ließen sie sich auf den Boden nieder, führten einige Kriechbewegungen aus, richteten sich langsam auf, stützten sich eine Weile auf die Ofenbank, verließen mitunter auch die Stube, um sich draußen für einen Augenblick an den oberen Sprossen einer Leiter aufzuhängen, den Rücken zum Holz, den Körper lang ausgestreckt.» (Kuntner, 1986: 131).

Neben diesen geburtsvorbereitenden praktischen Maßnahmen kennt die volksmedizinische Geburtshilfe der genannten Gesellschaften zahlreiche religiöse Riten und suggestiv-magische Praktiken, die zur Erleichterung der Geburt beitragen sollen. Entsprechend den Vorstellungen der homöopathischen Magie werden Handlungen ausgeführt, deren Wirksamkeit im Sinne analoger Kräfte verstanden wird, die unterstützend auf den Geburtsverlauf Einfluß nehmen sollen.

Entsprechend der plötzlich einsetzenden, «explosionsartig» auftretenden Wehen muß der Mann eine Glocke läuten oder mit einer Flinte in die Luft schießen. Damit das Öffnen des Muttermundes schnell und ungehindert eintreten kann, wird im Haus alles, was verschlossen ist, aufgemacht, beginnend mit der Schwangeren, deren gebundene Haare gelöst und deren Gürtel und beengende Kleidungsstücke geöffnet werden. Der Ehemann öffnet seine Schuhbändel, seine Jacken- und Westenknöpfe und alles, was sonst noch verschlossen ist: alle Türen, Fenster, Schränke und Truhen, ja selbst sein Taschenmesser und alle Scheren, die sich im Hause befinden (vgl. Kaya, 1992: 75 f).

Damit das Kind dann «herausrutschen» kann, werden die Geburtswege von der Vagina bis zum Uterus mit Olivenöl eingerieben und das Öl einmassiert.

Die Geburt

Wie die Geburt zu erfolgen hat oder wie sie erfolgen kann, ist von Gesellschaft zu Gesellschaft sehr verschieden. Absolut identisch ist jedoch in allen menschlichen Gruppen, von ganz wenigen Ausnahmen abgesehen, daß sich Frauen vor der Niederkunft nicht zurückziehen und allein, sozusagen im Verborgenen, gebären. Immer haben sie Beistand, meist durch Frauen, aber auch durch Männer oder beide Geschlechter. Und auch das ist transkulturelle durchgehende Erkenntnis, daß Gebären ohne Hilfe nur sehr schwer möglich ist und daß die Geburt für Mutter und Kind ein Akt ist, der nicht geringe Gefahren in sich birgt und auch heute noch, trotz vielfältiger technischer Hilfsmittel, nicht ungefährlich ist.

Zentralgestalt bei der Geburt war seit alters her die Hebamme. Natürlich hatten und haben Hebammen nicht in allen Gesellschaften gleiche Ausbildung und gleiche Fähigkeiten. Das Spektrum reicht von einfach nur erfahrenen Frauen, die dafür ein besonderes Geschick und Einfühlungsvermögen haben und dadurch von ihrer Gruppe als «weise Frauen» geschätzt und sozusagen institutionalisiert werden, über «Laienhebammen», die ihre Kenntnisse ohne Schulbildung rein empirisch erworben haben und von älteren erfahreneren Hebammen angelernt wurden, bis hin zu akademisch ausgebildeten Hebammen, die heute in den hochtechnisierten Geburtskliniken der reichen Industriestaaten arbeiten oder als niedergelassene Hebammen, die, im Trend der emanzipatorisch-alternativen Geburtshilfe, Hausgeburten durchführen.

In Europa ist die Hebammenausbildung seit dem 1. oder 2. Jahrhundert n.Chr. durch den Hebammenkatechismus von Soran nachgewiesen. Bereits 1513 erschien in deutscher Sprache das von Roesslin verfaßte Hebammenbuch und 1554 ein weiteres von Rueff in der Schweiz. Die Unterrichtstradition wurde im 17. Jh. durch verschiedene von kompetenten Hebammen verfaßte Lehrbücher fortgesetzt. Sie waren meist in den Städten tätig, fühlten sich ihrem Berufsbild streng verpflichtet, waren weitgehend selbständig und erhielten durch die Hebammenverordnung so etwa der Städte Nürnberg 1652 und Frankfurt 1653 sogar eine Pension (Shorter, 1984: 55; Rühmland, 1991: 6).

Entscheidende Veränderungen traten in der europäischen Geburtshilfe anfangs des 18. Jahrhunderts ein, als sie mehr und mehr in die Hände von Ärzten überging, da mit dem Erstarken der Schulmedizin die Geburtshilfe zu einem Spezialgebiet wurde. Die Entbindungen wurden in den Städten weitgehend in Gebärkliniken verlegt, worin die Hebammen nur noch beschränkt selbständig arbeiten konnten.

Natürlich betraf dies überwiegend nur die Städte und deren Einzugsgebiete. Auf dem Lande und vor allem in den ländlichen Regionen Südeuropas und Kleinasiens, woher die hier lebenden Ausländerinnen überwiegend kommen, hat sich wenig, ja oft überhaupt nichts geändert. In diesen Gebieten werden Geburten immer noch von Hebammen geleitet und von Verwandten oder benachbarten Frauen unterstützt (vgl. Kentenich, 1984: 69 f; Franger, 1980: 29).

Die Gebärstellung kann sehr verschieden sein und richtet sich nach der entsprechenden Tradition des Dorfes, nach der Vorstellung der Hebamme, oder man überläßt der Kreißenden die Entscheidung. Die Geburt kann im Stehen erfolgen, wobei sich die Gebärende an einem Seil festhält, das an der Zimmerdecke befestigt ist. Dabei massieren die Hebamme und die Helferinnen Rücken und Bauch der Gebärenden, bewegen sie kreisend oder auch schüttelnd, um den Geburtsvorgang zu beschleunigen. Eine häufige Gebärform ist auch die kniende mit aufrechtem Oberkörper oder die Knieellenbogenhaltung. Sehr verbreitet ist auch die sitzende Position auf einem Stuhl, oft auf einem speziellen Gebärstuhl, oder die Kreißende sitzt in einer Wanne oder einer großen Schüssel, die auf dem Bett steht oder auch auf dem Fußboden, worin nach dem Platzen oder dem Sprengen der Fruchtblase das Fruchtwasser aufgefangen wird. Dagegen ist das Gebären in der Rückenlage sehr selten. Kommt das Kind, nimmt es die Hebamme entgegen und veranlaßt die Kreißende, weiter zu pressen, damit die Plazenta ausgestoßen wird. Geht es schwer, wird der Bauch oberhalb der Gebärmutter massiert, oder man versucht, die Gebärende erbrechen zu lassen, damit der Bauchdruck erhöht wird. Dazu gibt man ihr ihre Haare in den Mund, läßt sie an scharfen Sachen wie Zwiebeln oder Knoblauch riechen oder man bindet einen Leibgurt fest um den Bauch. Erscheint die Plazenta, zieht sie die Hebamme heraus. In vielen Regionen der Türkei wird das Kind erst danach abgenabelt, wobei die Nabelschnur ungefähr eine Handspannenbreit abgebunden und abgeschnitten wird. Beides, sowohl die Plazenta als auch die Nabelschnur, dürfen nicht einfach weggeworfen werden. Die Plazenta wird an einem exponierten Ort vergraben, im Hof einer Moschee oder einer Schule, aber auch im eigenen Garten. Wo dies nicht möglich ist, wird sie in fließendes Wasser geworfen. Nachdem die Nabelschnur abgetrocknet und abgefallen ist, wird sie konserviert und aufbewahrt. In den meisten südeuropäischen bäuerlichen Gesellschaften wird sie fein zerrieben und in einem Säckchen aufbewahrt. Sie soll dem Kind Glück bringen. In der Türkei wird sie in ein meist dreieckiges Säckchen eingenäht. Die Nabelschnur eines Jungen kann zu Hause oder auch in der Moschee aufbewahrt werden. Bei späteren Reisen oder während seines Militärdienstes kann er sie bei sich tragen. Sie wird ihn vor Unheil schützen. Die Nabelschnur eines Mädchens wird immer zu Hause aufbewahrt, denn Mädchen gehören ins Haus und sollen gute Hausfrauen werden (vgl. Franger, 1980: 30; Kaya, 1992: 67 u. 77).

Die Pflege des Neugeborenen

In Südeuropa wird das Neugeborene gewaschen und mit Kräuteressenzen oder mit Öl eingerieben und dann gewickelt der Mutter ins Bett gelegt. In der Türkei werden in den meisten ländlichen Regionen und nicht selten heute auch noch in den Städten bei Hausgeburten die Neugeborenen mit einer Salzlösung, die auch mit Zucker, Honig oder Butter vermengt sein kann, abgerieben. Dann wird das Kind gebadet und mit Kräuteressenzen eingerieben. Grund dieser Prozeduren ist, daß das Kind keine Hautreizungen oder Hautentzündungen bekommt, daß es nicht schwitzt und daß es einen angenehmen Körpergeruch bekommt.

Dabei werden dem Kind zwei Tropfen Zitronensaft in die Augen geträufelt, damit sich das darin verklebte Blut auflöst, sich die Augen nicht entzünden und damit sie schön strahlend werden. Der Mund wird mit Honig- oder Zuckerwasser ausgespült.

Neugeborene werden dann gewickelt und völlig bis zum Hals eingepackt, damit die Arme und Beine gerade werden. Dann werden sie der Mutter ins Bett gelegt. Gestillt werden die Säuglinge selten sofort. Oft bekommen sie erst etwas Zuckerwasser und werden nach 12 Stunden zum ersten Mal angelegt oder nachdem der Muezzin dreimal zum Gebet gerufen hat. Beim ersten Stillen soll ein «hafiz» anwesend sein, eine Person, die den Koran auswendig rezitieren kann und dies dann während des ganzen ersten Stillens tut.

Die Wöchnerin

In den südeuropäischen Herkunftsgesellschaften unserer ausländischen Arbeitsmigrantinnen dauert die Wöchnerinnenzeit selten länger als zwei bis drei Tage. Während dieser Zeit bekommen die Frauen viel Besuch von Nachbarn, Freunden, Verwandten und Bekannten und erhalten von ihnen allen kleine Geschenke, die je nach lebendiger Tradition sich nach bestimmten kulturellen Mustern richten, besondere Backwaren oder Süßigkeiten oder auch kleine Aufmerksamkeiten und meist auch Windeln, Tücher und Babykleidung für das Neugeborene.

In der bäuerlichen Türkei dauert die Wöchnerinnenzeit allgemein 40 Tage, wovon die Wöchnerin drei bis sieben Tage in ihrem geschmückten Wochenbett verbringt. Es ist jedoch nicht selten, daß Frauen bis Stunden vor der Geburt noch arbeiten oder gar während ihrer Feldarbeit ihr Kind mit Hilfe der anderen Arbeiterinnen zur Welt bringen, um nach einer kleinen Ruhepause weiterzuarbeiten. Üblicherweise gebären Frauen jedoch wie beschrieben zu Hause und dürfen dann nach der Geburt nie alleine sein, damit sie und das Kind in dieser geschwächten Situation nicht ohne Schutz sind. Auch in der Türkei bekommen sie deshalb viel Besuch. Alle, die kommen, bringen Geschenke für sie und das Kind, Speisen und Getränke, damit die Wöchnerin nicht selbst kochen muß und wieder zu Kräften kommt: Milchreis, Pudding, Gebäck, Lokum, Honig, Baklava und Helva, Suppe, Hähnchen und Reis, aber auch Milch und Fruchtsäfte; und natürlich auch nützliche Geschenke für Mutter und Kind: Leinen, Handtücher, Kopftücher, Hausschuhe und Socken und für das Kind Windeln, Kinderwäsche und Spielzeuge.

Während der ersten 40 Tage nach der Geburt darf das Kind nicht in der Öffentlichkeit präsentiert und darf auch im Haus nur vertrauenswürdigen Freunden und Verwandten gezeigt werden, sonst bleibt es in seinem Bettchen oder in seiner Wiege unter einem Gazeschleier verborgen. Neugeborene sind nämlich, aufgrund ihrer geringen Abwehrkraft, sehr gefährdet durch negative magische Kräfte. Schaden können die «cinler», die bösen Geister, oder die «cadı», die Hexe, die darauf aus ist, die Leber der Neugeborenen zu essen. Sie kann sich in eine Katze verwandeln und so Einlaß ins Haus und in die Stube finden, wo die Wiege steht. Äußerst gefährlich ist aber der «nazar», der böse Blick. Er trifft vor allem junge schöne Frauen, Menschen, die unter einem guten Stern geboren sind, insbesondere aber Schwangere, Wöchnerinnen mit ihrem Kind und dabei wieder ganz gezielt das Kind. Darum muß man es vor allen Fremden schützen und besonders vor solchen mit blauen Augen und blonden Haaren, denn unter ihnen könnte jemand sein, vor allem eine Frau, die den «nazar», den bösen Blick an sich hat und neidisch, wie der «nazar» immer ist, der Wöchnerin ihr Kind mißgönnen und seine destruktive Kraft auf es wirken lassen.

Wenn so etwas passiert, werden die Kinder launisch, weinen und quängeln ununterbrochen, werden appetit- und schlaflos, können Hautausschläge bekommen, in ihrem Gedeihen gestört werden oder sogar sterben. Damit dies nicht passiert, muß man, wie gezeigt, die Kinder vor Fremden oder Personen, denen man nicht voll vertraut, verbergen und prophylaktisch Abwehrmittel gegen den «nazar» ins Kinderbettchen legen, sie am Bettchen aufhängen oder, noch besser, man hängt die schützenden Gegenstände direkt um den Hals der Kinder. Besonders wirksam sind dabei die «boncuk», die blauen Perlen, und die «muskalar», die Amulette aus Papier, Leder, Blech oder Holz, auf denen die entsprechenden magischen Abwehrformeln, der «ak büyük», der weißen oder positiven Magie, gezeichnet oder wirksame Suren aus dem Koran geschrieben sind.

Gefährlich kann der «nazar» auch der Wöchnerin werden, indem er ihre Milch versiegen läßt. Darum muß auch sie sich durch ein «boncuk» oder ein «muska» schützen. Hat sie aber keine reichliche Milchbildung, ohne daß ein «büyük», ein magischer Einfluß, vorliegt, so muß sie durch eine besondere Diät die Laktation fördern. Sie besteht aus Favabohnen, Zwiebeln und Mais, aus Helva, Mandeln und Kürbiskernen sowie aus Leber und Lunge. Unterstützen kann man diese Diät, indem die Mamillen der Wöchnerin mit warmem Wasser gewaschen und darauf Umschläge gemacht werden mit feuchtwarmen Tüchern, mit einem warmen Sirup aus gekochten Quitten und Honig oder aus warmem Zwiebelbrei.

Sollte sie jedoch zu viel Milch haben, so gibt sie ihre Milch einer anderen Frau für deren Kind, stillt selbst ein fremdes Kind oder bindet ihre Brüste, damit nicht zu viel Milch produziert wird.

11.6 Traditionelle Gebärformen und Geburtsverhalten

Auf dem Hintergrund der traditionellen Einstellungen und Verhaltensweisen in den Herkunftsgesellschaften unserer ausländischen Arbeitsmigrantinnen hinsichtlich Schwangerschaft und Geburt sollte nun auch deren so unverständlich andersartiges Gebärverhalten nicht als «unkultiviert» und «unzivilisiert» erscheinen. Weil unsere Kreißenden anders sozialisiert und enkulturiert sind und vor allem, weil sie in den Vorsorge- und Schwangerschaftskursen das von ihnen erwartete adäquate Verhalten gelehrt bekommen, können die unterschiedlichen Einstellungen und Verhaltensweisen der ausländischen Frauen nicht schlechthin abschätzig, ja abwertend als disziplinlos, unkontrolliert und unkooperativ, als rückständig und unkultiviert aufgefaßt werden. Sie haben zwar nie Atemtechnik gelernt, dafür andererseits aber, daß lautes Schreien entspannt und die Schmerzen lindert.«Sie rufen Allah! Allah! Das stimmt, sie schreien laut. Aber mich stört das nicht. Wenn man Schmerzen hat, soll man schreien», wie die in Berlin arbeitende türkische Hebamme Perihan C. über die Geburt ihrer Landsmänninnen ausführt (Kentenich, 1984: 69).

Und schließlich ist das Jammern und Schreien nicht nur Ausdruck unerträglichen Schmerzempfindens, sondern auch erlernter sozialer Ritus: «Wenn man Schmerzen hat, soll man schreien.» Somit gehört Schreien, wie die Schmerzen, zum Gebären, und ist so lange äußerst sinnvoll, wie keine andere Technik zur Verminderung der Verkrampfung und der Schmerzen zur Verfügung steht.

Und weiterhin ist dieses Verhalten sicher auch Ausdruck empfundener Einsamkeit und Verlassenheit. Während sie bei ihrer Entbindung im Heimatort eine Hebamme bei sich haben, die sie kennen, und immmer auch noch zwei oder mehrere erfahrene Frauen ihres Vertrauens, sind sie hier allein. Ihren Mann wollen sie allgemein nicht dabei haben, denn Entbindung ist Frauensache, verwandte oder bekannte Frauen mitzubringen ist aber nur höchst selten gestattet. «Sie haben fürchterliche Angst, zu schreien, und die Geburten dauern sehr lange. Manche wünschen, daß ihre Mutter oder Schwester mit anwesend sein dürfen. Aber leider ist das bei uns nicht erlaubt», wie eine deutsche Hebamme ihre Erfahrung schildert (Franger, 1980: 31).

Andererseits ist nun gerade die Gebärklinik geeigneter, sich emotional weniger zu kontrollieren, denn da sind sie anonym, während sie zu Hause auch Rücksicht auf ihre Mitwelt nehmen: «Manche Frauen schreien ja. Im Krankenhaus können sie ja so schreien. Aber zu Hause nicht. Sie wollen nicht, daß die Nachbarn es hören», wie ein türkische Schwangere mitteilt (Krasberg, 1986: 123). Vor allem wenn türkische Frauen über ihre Geburtserlebnisse berichten, so ist zentraler Punkt immer wieder das Gefühl der Einsamkeit, geschaffen durch das Alleinsein, den bis zur Decke gekachelten Kreißsaal in seiner «metall-glänzenden Helligkeit, durch die fremde Sprache und die Autorität der unpersönlich bekittelten männlichen Ärzte und Hebammen». «Ich wurde in den Kreißsaal gebracht. Nun kamen die Wehen. Gegen Ende, also kurz vor der Geburt, fing ich an zu schreien. Ich werde es nie vergessen. Es waren mittlerweile der Stationsarzt, der Chefarzt und zwei Krankenschwestern da, aber trotzdem habe ich mich sehr einsam gefühlt. Wenn jemand bei mir gewesen wäre, wäre es natürlich sehr viel angenehmer gewesen.» (Krasberg, 1986: 124; Meyer-Ehlert u. Schneider-Wolfart, 1986: 20 f, 26, 30).

Dieses Problem der unter Einsamkeit und Verlassenheit im Kreißsaal leidenden Ausländerinnen ist nun seit über dreißig Jahren bekannt und von beiden Seiten beklagt, von den Gebärenden, für die ihre Geburt dadurch zum Trauma werden kann, und von den Geburtshelfern und Hebammen, die unter dem daraus resultierenden «ungebührlichen» Verhalten der Kreißenden leiden, ohne daß sich bisher Entscheidendes geändert hätte.

Schließlich resultiert ihr so andersartiges Verhalten auch daraus, daß sie es nicht gewohnt sind, anstatt mit Wehenbeginn sich ununterbrochen zu bewegen und nur in den Wehenpausen sich liegend auszuruhen, nun von vornherein liegen zu müssen, «total verkabelt» mit dem technischen Gerät: Amnioskopie, CTG, MBU (Schliemann und Schliemann, 1975: 216 f; Kentenich, 1984: 64).

Während im heimatlichen Bereich bei Wehenbeginn sogar noch leichte körperliche Arbeit verrichtet wird, die sogar als geburtsfördernd betrachtet wird, und Bewegungen jeder Art, gehen, knien, kriechen, sich strecken und kauern und immer wieder gehen unter diesem Aspekt sinnvoll erscheinen und die Frauen sich nur in den Wehenpausen kurz hinlegen und ausruhen, was auf jeden Fall die Geburt beschleunigt und auch die Schmerzen lindert, werden sie hier zur völligen Untätigkeit verdammt. Weil sie durch nichts abgelenkt werden, sind sie voll und ganz auf sich zurückverwiesen und reagieren natürlich höchst sensibel auf ihren körperlichen Zustand. Daß sie in dieser oft sprachlos-kommunikationsunfähigen Situation anstatt des wohl erhabensten Gefühls einer Frau, bald ein Kind, ihr Kind, zu entbinden, Mutter zu werden, das Gefühl von Einsamkeit und Verlassensein entwickeln und diesen so deprimierend empfundenen Zustand «lautvoll» äußern, sollte doch eigentlich nicht unverständlich sein.

Und letztendlich wird dieses so wenig tolerierte Verhalten ausländischer Kreißender besonders dadurch bestimmt, daß in der Mehrzahl der deutschen Geburtskliniken nur die liegende Gebärposition angeboten wird. Vor allem Frauen, die bereits in ihren Herkunftsgesellschaften, und da in ländlichen Regionen, Kinder zur Welt gebracht haben, sind verunsichert, daß sie, nach all den vorher genannten Beschränkungen, dann auch noch in Rückenlage gebären sollen, oft völlig verunsichert, zudem die Geburt nicht nur von Hebammen geleitet wird, sondern meist von einem Arzt. Diese in europäischen urbanen Zentren übliche Gebärstellung geht auf den französischen Geburtshelfer und Arzt Mauriceau (1637-1709) zurück. Er zog die Geburt im Bett, die er die «zivilisierte Geburt» nannte, dem Gebären im Stehen, im Knien oder auf dem Gebärstuhl, die er die «unzivilisierte Geburt» nannte, vor, «pour éviter l'incomodité et l'embarras de les y transporter après», weil er «die Unbequemlichkeit und Schwierigkeit, sie anschließend ins Bett tragen zu müssen» vermeiden wollte. Diesem Aufwand zu entgehen, schlossen sich gerne seine Kollegen an und praktizieren bis heute in den europäischen Gebärkliniken fast ausschließlich nur noch die sogenannte «zivilisierte» Entbindung im Liegen – nicht unbedingt zum Vorteil der Frauen und der Kinder. Aufgrund dieser Erkenntnis sind denn auch seit vielen Jahren schon Diskussionen in der Geburtshilfe im Gange, inwieweit die Gebärposition geändert oder wenigstens alternativ ausgerichtet werden sollte.

Vielleicht muß man sich nicht unbedingt Schiefenhövel anschließen, der überzeugt ist, daß die Rückenlage der Gebärenden die zweitdümmste nach der Geburt im Kopfstand sei (Nimtz-Kösler, 1986: 278). Er begründet die Nachteile gegenüber der Geburt im Gebärstuhl, in stehender oder knieender Position vor allem im Wegfallen der Schwerkraft, im möglichen «Vena-cava-Syndrom», dem schockähnlichen Kreislaufversagen, ausgelöst von dem Gewicht der sieben bis acht Kilogramm der Gebärmutter, die auf die an der Innenseite der Wirbelsäule entlanglaufende Hohlvene drückt, dann in der ungenügenden Weitung und Streckung des Gebärkanals, der zudem in der Rückenlage nach oben gerichtet, ist sowie auch darin, daß durch die Rückenlage die Geburt schmerzhafter und auch langwieriger wird, weil die Gebärmuttermuskulatur im Liegen nicht richtig arbeiten kann und schließlich darin, daß die gesamte Sensomotorik des Menschen in der Rückenlage eher passiv, in der Senkrechten dagegen aktiv ist (vgl. auch Schiefenhövel, 1986: 242 f). So konnten umfangreiche Untersuchungen, die eine vollständige Aufarbeitung der bisherigen und aktuellen Forschung zur Gebärhaltung zum Ziel hatten, die Vorteile der vertikalen Gebärposition belegen (Roberts, 1980: 255 ff). Auch systematische interkulturelle Studien zur Geburtsposition konnten zeigen, daß in den wichtigsten nichteuropäischen Gesellschaften nicht im Liegen geboren wird (Narroll u. Narroll, 1961: 943 ff; Odent, 1983: 60 f).

Auch die bedeutendste bisher vorliegende Langzeitstudie, über einen Zeitraum von zehn Jahren durchgeführt, die die einzelnen Gebärpositionen miteinander vergleicht, und zwar an objektiven Parametern, kommt zum Ergebnis, «daß unter den untersuchten Körperhaltungen die Rückenlage die meisten negativen Charakteristika hat. Sie ergab die niedrigste Effizienz der Kontraktionen zur Erweiterung der Zervix und das höchste Maß an mütterlichen Beschwerden. Die Kombination ‹stehend-sitzend› ergab den kürzesten und angenehmsten Verlauf.» (Mendez-Bauer, 1986: 80). Natürlich gilt dieses Resultat, wie keine Methode in der Medizin, nicht grundsätzlich für alle Geburtssituationen. So kann es sein, daß «eine bestimmte Haltung unter einem bestimmten Aspekt der Geburt induziert ist und relativ kontraindiziert unter einem anderen. Es ist ebenfalls möglich, daß bestimmte Beckenarten und -größen, Kindshaltungen und -lagen für die Wahl der mütterlichen Körperhaltung unter der Geburt eine Rolle spielen könnten.» Andererseits darf die Forderung nach Bewegung während der Wehen nicht bedeuten, daß sich mütterliche Beweglichkeit und Überwachung des Fetus ausschließen. Da heute auch eine telemetrische Kontrolle gegeben ist, muß die Möglichkeit der Kreißenden umherzugehen, zu sitzen oder sich sonstwie zu bewegen, nicht auf Kosten der Überwachung des kindlichen Zustandes gehen. «Der gegenwärtige Stand unseres Wissens scheint zu beweisen, daß die Rückenlage, außer für kurze Zeit, von der geburtshilflichen Praxis ausgeschlossen werden sollte. Wenn es unser Ziel ist, einen angenehmeren, kürzeren und effizienteren Wehenverlauf zu fördern, müssen wir wieder das Stehen und Sitzen befürworten.» (Mendez-Bauer, 1986: 77 u. 80).

Da diese europäischen Untersuchungen nicht auf das Geburtsverhalten ausländischer Frauen gerichtet sind, sondern auf objektiv meßbare Vor- und Nachteile der einzelnen Geburtspositionen, könnten ihre Ergebnisse Anlaß für eine Änderung der derzeit üblichen Gebärhaltungen in den urbanen westlichen Industrienationen sein und würden dementsprechend sicher auch die Geburten der hier lebenden Ausländerinnen erleichtern.

Man war sogar der Meinung, daß durch das unterschiedliche Schwangerschafts- und Gebärverhalten ausländischer Frauen die geradezu sprichwörtlichen traditionellen Beharrungstendenzen der Medizin sich auch in diesem Bereich, der Geburtshilfe, wenn auch nicht grundlegend ändern, so doch vielleicht aufweichen ließen, um mehr und mehr von der «programmierten, eingeleiteten Geburt» und dem «fetal monitoring» abzukommen, zugunsten einer «sanften natürlichen Geburt», einer «individuellen», «ökologischen», einer «Geburt ohne Gewalt» (Leboyer, 1974: passim; Odent, 1980: passim; Read, 1969: passim).

Zum Leidwesen der alternativen Geburtshelfer, die sich als aufgeklärt und als patientenorientiert verstehen und sich der neuen Richtung und Frauenbewegung verpflichtet fühlen, war die Kraft der hier entbindenden Ausländerinnen nicht stark genug, die Phalanx der «traditionellen Geburtshelfer» ins Wanken zu bringen. Wie schön hat man sich doch den Kampfgeist und die Eroberung deutscher Kreißsäle von der auch in diesem Bereich wirkenden ausländischen «Reservearmee» vorgestellt: «Die Türkin veratmet die Wehen in der Eröffnungsperiode, verbringt diese Zeit durch Herumspazieren im Krankenhausgelände, preßt dann das Kind mit urmütterlicher Kraft heraus und betrachtet das Ganze als die natürlichste und einfachste Sache der Welt.» So sollte es sein, bei Ausländerinnen und bei Deutschen. «Nein, weit gefehlt. Sie steigen sofort ins Kreißbett, lassen sich widerstandslos einen Wehentropf anlegen. Wenn man fragt, ob die Fruchtblase geöffnet werden oder geschlossen bleiben soll, erntet man ein freundliches Lächeln. Die hochgekachelten Wände westlicher Kreißsäle scheinen einladend zu sein. Ist man einmal drin, so läßt man nicht nur die Geburtsmaschine über sich ergehen, sondern fügt sich widerspruchslos ein.» «Das Kind nach der Geburt nackt auf den Bauch legen? Nein, das ist so glitschig, das ist naß. So hat man sich das nicht vorgestellt. Das Baby sieht doch angezogen schöner aus. Rosa für das Mädchen, blau für den Jungen. Rooming-in? Was ist das? Ja, vielleicht kann man es ja versuchen, aber auch noch nachts? Nein, da will ich schlafen. Ich bin müde genug, wenn ich mich tagsüber um das Baby gekümmert habe. Stillen? Natürlich! Aber wenn es nicht klappen sollte, die Flaschennahrung ist ja da... Warum also die Plackerei mit dem Stillen, auch noch nachts? Ambulante Entbindung, und nach drei Stunden nach

Hause gehen? Wozu soll denn das gut sein? Schließlich war die Geburt ja anstrengend. Da will man sich ausruhen, und fünf Tage Krankenhausaufenthalt sind ja auch ganz nett, wenn man das Essen an das Bett gebracht bekommt. Schmerzmittel unter der Geburt? Warum nicht?! Warum soll man Schmerzen aushalten, wenn es auch anders geht. Oder sind Schmerzen was Schönes? Entbinden auf dem Gebärstuhl? Wozu denn das? Ich liege doch vorher im Kreißbett, da habe ich mich daran gewöhnt.» (Kentenich, 1984: 65)

Natürlich verhalten sich Ausländerinnen auch so, wie Kentenich, einer der ganz Großen der aufgeklärten alternativen Geburtshilfe, etwas resigniert-sarkastisch über die geringe Rebellion der Türkinnen gegen die Technik im Kreißsaal klagt. Aber wie sollten sich Ausländerinnen – und nicht nur die Türkinnen – denn anders verhalten, «als alles über sich ergehen zu lassen», wenn man ihnen nichts anderes anzubieten gewillt ist? Wie sollten sie auch als Angehörige unterprivilegierter Gruppen, die dieses Bewußtsein und die entsprechenden Verhaltensrollen internalisiert haben, nun gerade in deutschen Kreißsälen rebellieren und das im Zustand großer Hilflosikeit und Not – was nicht einmal deutsche Unterschichtfrauen schaffen?

Sie werden so lange die «Geburtsmaschine über sich ergehen» lassen, sich einsam und verlassen fühlen, an Sprachlosigkeit und gestörter Kommunikation, an unverständlichen Verhaltensgeboten und an Ablehnung, an Verunsicherung, an Enttäuschung, Verzweiflung und Schmerzen leiden, ja leiden müssen, so lange in deutschen Kreißsälen die traditionellen, wohleingespielten Entbindungsmethoden im Vordergrund stehen und nicht die individuellen Bedürfnisse der ausländischen – aber auch der deutschen – Kreißenden.

12. Die «alten Migranten» in der medizinischen Versorgung

12.1 Die spezifische Lebenssituation älterer Migranten

Sind schon epidemiologische Studien über ausländische Migranten in nur äußerst geringer Zahl vorhanden, so sind empirische Untersuchungen zur gesundheitlichen Situation und zur spezifischen Lebenswelt der «alten Migranten» bisher nicht vorhanden.

Ihre Problemlage ist schlechthin «untergegangen» in den allgemeinen Arbeiten über erwachsene ausländische Patienten. Spezifische Forschungen in diesem Bereich können bestenfalls als Vorstudien aufgefaßt werden, und auch die meisten aufbereiteten Daten der offiziellen Statistiken sind sehr lückenhaft (vgl. Collatz, 1989: 156; Korporal, 1990: 11 ff).

Daneben liegen aber eine Reihe kleinerer oder unspezifischer Arbeiten vor, die auf Detailaspekte dieses Problems abheben und die alle zu gleichen oder sehr ähnlichen Resultaten kommen. So werden die beschriebenen Erkrankungen bezüglich ihrer Kausalitäten ausnahmslos mit der spezifischen Lebenssituation in Verbindung gebracht, in der sich die Migranten während ihres Arbeitslebens befanden und in der sie sich nach ihrer Berentung befinden.

Obwohl eine große Zahl der einstmals in die Bundesrepublik emigirierten Arbeitskräfte nach Erreichung der Altersgrenze oder bei Arbeitsunfähigkeit in ihre Heimatländer zurückgekehrt ist, nimmt die Zahl der hier verbliebenen nichtdeutschen Rentner stetig zu, so daß nach den entsprechenden Hochrechnungen für das Jahr 2000 mit einer Million berenteter «alter oder älterer Migranten» gerechnet wird (vgl. Schulte, 1993: 26 f).

Gaben noch im ersten Jahrzehnt der Migration in die Bundesrepublik die ausländischen Arbeitnehmer an, daß sie nur wenige Jahre hier zu arbeiten gedenken, um dann wieder in ihre Heimatländer zurückzukehren, so zeigt nun heute die Realität, daß 60% der Migranten länger als 10 Jahre in Deutschland leben, jeder Vierte sogar über 20 Jahre und fast 10 % schon mehr als 30 Jahre.

Gescheiterte Lebensentwürfe

So sind für Hunderttausende die mit der Migration verbundenen Pläne nicht in Erfüllung gegangen. Obwohl ihr Ziel, die gravierenden ökonomischen Unzulänglichkeiten in ihren Herkunftsgesellschaften und den damit verbundenen unerträglichen sozialen Zwängen zu entfliehen, um die Lebensbedingungen ihrer Familien zu verbessern, hartnäckig verfolgt wurde, konnte es doch von vielen nicht erreicht werden oder mußte aufgrund ungeplanter familialer, soziokultureller oder wirtschaftlicher Konstellationen entscheidende Änderungen erfahren. Die einstmals gesetzte Migrationsfrist wurde so immer wieder verlängert und die Rückkehr mehr und mehr hinausgezögert, nie aber ganz aufgegeben, ja öfter sogar konkret angegangen, ohne jedoch den Absprung wirklich zu schaffen.

Anfänglich wurde die Heimatverbundenheit und die Gewißheit bald zurückzukehren durch die verschiedenen Heimreisen, vor allem durch den großen Jahresurlaub gestärkt, weil dadurch die sozialen Beziehungen mit Verwandten, Freunden und Bekannten immer wieder aufgefrischt und gefestigt wurden, und dadurch auch die emotionalen Banden zum Ort und zum Land erhalten blieben.

Mit der fortschreitenden Änderung der sozialen und wirtschaftlichen Verhältnisse zu Hause, vor allem durch die Migration der dynamischsten und arbeitsfähigsten Gruppen und dem damit verbundenen Strukturwandel, nahm auch die Bindung zur Heimat immer mehr ab. Wurden ursprünglich die Werte, Normen und Rollen, ja selbst die einfachsten Formen der Lebensführung ihrer Herkunftsgesellschaft als richtig, besser, sogar als die eigentlich menschlichen empfunden und im Gegensatz gesehen zu denen der Residenzgesellschaft, so verwischten sich mit der Zeit die scharfen Trennungslinien. Mit der Dauer des Aufenthaltes wurden mehr und mehr Einstellungen, Verhaltensmuster und selbst soziale Werte der Residenzgesellschaft übernommen – oft ganz unbewußt – und demzufolge die eigenen kulturlichen Bindungen relativiert und nicht wenige auch aufgegeben. So führte dieser Akkulturationsprozeß zu den Verhaltensweisen, wie sie eingehender im Unterkapitel «Das psychische Krankheitserleben» behandelt und in der Migrationsliteratur als «Wanderung zwischen zwei Kulturen» bezeichnet wurden: Hunderttausende ausländischer Arbeitnehmer verklären während des langen Jahres hier im Aufnahmeland ihre «Heimat» in den leuchtendsten Farben, um dann, im ungeduldig erwarteten Urlaub zu Hause, enttäuscht über die Art und Weise der Lebensgestaltung ihrer Landsleute, aus dem Urlaub, den sie nicht selten vorzeitig abbrechen, zurückzukehren, um bald darauf wieder verklärend von der Heimat zu denken und zu sprechen. Ruhelose Wanderer zwischen zwei Kulturen, die nirgendwo wirklich zu Hause sind: hier noch nicht und dort nicht mehr (vgl. auch Winkler, 1988: 36 f; Zimmermann, 1992: 301 f).

Ungenügende familiale Einbindung

In allen südeuropäischen und kleinasiatischen Gesellschaften ist die Welt der Männer mehr oder minder strikt von der Frauenwelt, zu der auch die unmündigen Kinder gehören, getrennt.

Da in Gesellschaften, die ökonomisch am Rande der Subsistenzgrenze leben, die einzige Möglichkeit der Schaffung von Ansehen und Wertschätzung in der strikten Einhaltung der konventionellen Wertvorstellungen sowie der Norm- und Rollenverhalten besteht, liegt es am Mann, dies zu garantieren. Er ist verantwortlich für seine Familie, die er nach außen zu vertreten hat. Die Ehre der Familie hängt deshalb von seiner Fähigkeit ab, die internen Verhältnisse und die Beziehungen der einzelnen Familienmitglieder entsprechend den normativen Geboten zu regeln und zu überwachen und die ökonomische Sicherheit der Familie zu garantieren. Dies ist nur möglich in einer distanzierten Interaktion zur Müttergruppe, seiner Frau und den Kindern, die ihm dafür die entsprechende Unterstützung und Ehrerbietung zu erweisen haben. Vor allem sind dazu die Frauen gefordert, denen nicht nur die Erziehung der Kinder und die Haushaltsführung obliegt, sondern auch die Sorge für die innerfamiliale Harmonie, um dadurch den Mann zu entlasten, als partnerschaftliche Mitstreiterin in diesem oft erbarmungslosen sozioökonomischen Überlebenskampf. Diese Separierung der Männer von der Muttergruppe korrespondiert jedoch keinesfalls mit einem affektiven Absetzen von der Familie, wie dies von uninformierter äußerer Betrachtung her leicht geschlossen werden kann, und wie dies auch allzuoft Grundlage ist für die vorurteilshafte Charakterisierung des Südeuropäers als eines autoritär-patriarchalischen Mannes.

Und ebensowenig ist die südeuropäische Frau nur eine unselbständige unterdrückte Herrschaftsdienerin oder gar Sklavin ihres Mannes, wie üblicherweise von ihren emanzipierten Geschlechtsgenossinnen aus dem Norden angenommen wird.

Durch die meist hohen und oft zu hohen mit der Migration verbundenen finanziellen Zielsetzungen und die allgemein zu kurz angesetzte Zeitspanne zur Erreichung der Ziele sowie durch den Adaptationsdruck der Aufnahmegesellschaft mußten hier die traditionellen Werte, Normen und Rollen weitgehend modifiziert und nicht selten sogar völlig verändert werden. Wie bereits im Kapitel 10 ausgeführt, hatte das für alle drei, für die Männer, die Frauen und für die Kinder, erhebliche negative Konsequenzen. So kann der Mann, bedingt durch die nötige aushäusige Mitarbeit der Frau, nicht mehr allein den außerfamilialen Kontakt herstellen und aufrechterhalten. Zudem muß er in Abwesenheit der Frau sich um die Kinder kümmern, ja selbst haushälterische Verpflichtungen übernehmen, was nicht nur seinen Freiraum, sondern auch sein Prestige in nicht geringem Maße einschränkt und dementsprechend bei ihm eine gravierende Identitätsdiffusion bewirkt.

Aber auch von der Frau wird die veränderte Rollensituation, trotz größerer emanzipatorischer Handelnskompetenz, nicht nur als vorteilhaft empfunden. Ihre nun größere Freizügigkeit wird nicht schlechthin als «Befreiung» erlebt, sondern vielmehr als Aufbürdung zusätzlicher Pflichten. Der Gang nach draußen wird anfänglich nur ängstlich vollzogen, im häuslichen Bereich entscheidet der Mann nun mit, die Kindererziehung liegt nicht mehr allein in ihrer Hand und schließlich muß sie zudem noch zahlreiche Kontakte zur Außenwelt aufnehmen, zu Ämtern, Arbeitgebern, Schulen, zu medizinischen und karitativen Institutionen. Obwohl sie dadurch mehr Bewegungsfreiheit und Selbständigkeit erreichen, erhalten die Frauen jedoch kaum mehr Anerkennung und Zufriedenheit, weil sie dadurch ihre Männer aus deren traditionellen Rollen drängen und die neuen Handelns- und Verhaltensmöglichkeiten im Gegensatz stehen zu ihren traditionellen Rollen als Ehefrau, Mutter und Hausfrau (vgl. auch Straube, 1987: 304 ff).

Zu den Problemen, mit denen sich die ausländischen Migranten konfrontiert sehen, treten dann noch die meist erheblichen Schwierigkeiten mit ihren Kindern. Die so oft beschriebene in großer Harmonie und stetiger Gegenseitigkeit funktionierende ausländische «Großfamilie» ist eher die Ausnahme als die Regel.

Durch die harten Lebensbedingungen und die krasse wirtschaftliche Notlage in ihren Heimatländern waren die Kinder gezwungen, schon von klein auf wenigstens einen bescheidenen finanziellen Unterhaltsbeitrag für die Familie zu leisten. Diese harten Bedingungen haben sie nicht nur gelehrt sich durchzusetzen, sondern auch stets flexibel auf die jeweiligen unterschiedlichen Erfordernisse zu reagieren. Dazu kommt, daß ihnen, viel eher als ihren Eltern, ein ausreichender Erwerb der deutschen Sprache gelingt. Dadurch lassen sich auch die sozialen Kontakte und die Verstehbarkeit der neuen Lebenswelt schneller und besser erreichen. Meist übernehmen daher die Kinder, aufgrund der so erreichten größeren Handelnskompetenz, einen Teil der familialen Außenbeziehungen, wodurch sie innerhalb der Familie eine viel größere Autonomie erlangen, als dies nach dem traditionellen Familienverständnis ihrer Herkunftsgesellschaft eigentlich möglich ist. Daß dies die alten Vorstellungen von den Abhängigkeitsverhältnissen in der Familie geradezu umkehrt, trägt zur weiteren Destabilisierung der ausländischen Familie in besonderem Maße bei.

Der von den Kindern erzwungene Freiraum, den sie als Machtposition gegen ihre Eltern nur zu gerne durchsetzen, empfinden diese meist als Provokation, was dann ihren verstärkten Rückzug auf die traditionellen Rollen zur Folge hat, zu deren Befolgung sie dann ihre Kinder rigoros verpflichten. Das betrifft vor allem die Mädchen, die von den normativen Forderungen – vor allem ihrer Väter – besonders eingeengt sind.

Dies nun wiederum verursacht bei den Kindern die Notwendigkeit, eine doppelkulturliche Identität aufbauen zu müssen, was sie zu «Wanderern zwischen zwei Kulturen» werden läßt und somit die Integration und Stabilität der Familie weiter schwächt. Da sie außerhalb nicht als Exoten gelten wollen, sondern akzeptiert und integriert ihren Altersgruppen angehören wollen, kommt es dann immer mehr zu einer mimikryhaften Scheinanpassung an ihre Heimatkultur und zu einer intensiveren Übernahme der Residenzkultur.

Die Rückkehrillusion

Die Aufrechterhaltung der eigenen Kulturinhalte und vor allem die Verpflichtung der Kinder zur uneingeschränkten Übernahme und zum Praktizieren des heimatkulturlichen Norm- und Rollenverhaltens hat seitens der Eltern den alleinigen Grund, bei der Rückkehr sich zu Hause wieder sozial uneingeschränkt integrieren zu können. Gelten sollte dies insbesondere für die Kinder – vor allem für die Mädchen –, für deren bessere Lebensbedingungen in der Heimat man ja schließlich die Arbeit und den Verdienst im Ausland gesucht und all die damit verbundenen Entbehrungen, ja selbst Erniedrigungen, auf sich genommen hat.

So stand es für die heute «alten Migranten» immer außer Zweifel, daß sie bald in ihre Heimat zurückkehren werden. Auch wenn, wie vorher gezeigt, heute mehr als ein Drittel von ihnen schon über 20 Jahre in der Bundesrepublik lebt, so wurde, wie die einschlägigen empirischen Untersuchungen zeigen, die Rückkehrillusion nie aufgegeben.

Selbst nachdem die meisten tragischerweise feststellen mußten, daß sie zu Hause auch nicht mehr zuhause sind, und gar von ihren Landsleuten in der Heimat diskriminiert werden, als «almançarlar», als «Verdeutschte», oder als «americani», als Amerikaner, bezeichnet werden, besteht doch bei über 90% der Befragten die Vorstellung, im Alter mit den Kindern zurückzukehren. Daß diese Illusion bei der zweiten oder gar der dritten Generation nicht mehr existiert, müssen die Alten, die nun ins Rentenalter gekommen sind und eigentlich keinen Grund für einen Verbleib mehr hätten, tragisch erfahren. Ihre Kinder, die hier ihre Sozialisation und weitgehend auch ihre Enkulturation erfahren haben, lehnen es in der Mehrzahl ab, in ihre «Heimat» zurückzukehren.

Da sie weder ihre «Muttersprache» noch zureichend sprechen, noch tragende soziale Beziehungen in ihren Heimatgemeinden aufbauen konnten und ihnen auch die «heimatliche» Lebenslage und Lebensart fremd und nicht selten unverständlich ist, lehnten es viele Jugendliche bereits lange vor dem Zeitpunkt der geplanten Rückkehr ab, mit in den Jahresurlaub «nach Hause» zu fahren. Und da sie dort meist keinerlei Ausbildungs- und Berufschancen haben – insbesondere die Mädchen –, kommt für sie eine Übersiedlung in ihr «Heimatland» nur unter Zwang in Frage. Sie haben sich hier oft völlig assimiliert, haben ihre schulische oder berufliche Ausbildung abgeschlossen, studieren oder stehen im Beruf, sind nicht selten mit deutschen Partnern verbunden und sehen die Gestaltung ihrer Zukunft hier im Aufnahmeland, dessen Staatsbürgerschaft sie auch viel unbefangener annehmen als ihre Eltern.

So leben Hunderttausende berentete Migranten, nach Jahrzehnten der Erwartung endlich aus dem Berufsleben ausscheiden zu können, in der Hoffnung, daß sie mit der ganzen Familie zurückkehren werden in den geschaffenen Besitz, um ihren Lebensabend dort verbringen zu können im Kreise aller ihrer Angehörigen. Aber die meisten hoffen vergebens. Ihre Kinder werden ihnen nicht folgen. Sie verlassen nach deutschem Muster das Haus und ihre Eltern, denen sie genausowenig im bedürftigen Alter beistehen werden, wie dies die meisten deutschen Kinder mit ihren Eltern tun. Aber noch ist es nicht ganz so weit. Noch können die meisten von ihnen hoffen oder doch wenigstens in der Illusion leben, bald zurückkehren zu können (vgl. auch Polimeni, 1988: 38; Dietzel-Papakyriakov, 1988: 42 f).

12.2 Die gesundheitliche Situation älterer Migranten

Arbeit und gesundheitliche Risiken

Die Lebensarbeitszeit beginnt in den unterprivilegiertesten sozialen Schichten Südeuropas und Kleinasiens bereits im Kinderalter. In all diesen Gesellschaften können Kinder und Jugendliche nicht, wie die in den reichen westlichen Industrienationen, mit der Phase der «prolonigerten Kindheit» (Mühlmann, 1975: 84 f) rechnen, die ihnen eine elterliche oder staatliche Versorgung bis ins hohe Adoleszensalter hinein gewähren würde. So hatten ausländische Migranten, als sie als Achtzehn- oder Zwanzigjährige hierher kamen, meist bereits ein Jahrzehnt oft harter Arbeitstätigkeit hinter sich.

Um die meist mit der Migration gesetzten Ziele in kürzester Zeit realisieren zu können, haben sie vorwiegend die Tätigkeiten angenommen, die von deutschen Arbeitnehmern abgelehnt wurden. Neben dem geringen Prestige, das mit diesen Arbeiten verbunden war, waren sie gekennzeichnet durch hohe Belastung, durch Lärm, Schmutz und Hitze sowie durch Schicht- und Akkordarbeit, aber sie waren besser bezahlt als die üblichen Tätigkeiten. Obwohl in den fünfziger Jahren die Wochenarbeitszeit allgemein wesentlich länger war, in vielen Wirtschaftszweigen 54, 60 oder auch mehr Stunden betrug, auch Samstags gearbeitet wurde, übernahmen ausländische Arbeiter oft zwei Schichten pro Tag, also mindestens 16 Stunden, arbeiteten an Samstagen und nicht selten noch an Sonn- und Feiertagen und dies über viele Jahre hindurch. Daß sie daher, nach Stunden gerechnet, bereits um die Lebensmitte, mit etwa 40 Jahren, sozusagen ein volles Arbeitsleben vollbracht haben, erklärt die hohe somatische Erkrankungsrate bei den heutigen «alten Migranten».

Verschleißerkrankungen

Wessen Schicksal es war, seine Lebensarbeit schon sehr früh, bereits im Jugend- oder gar Kindesalter beginnen zu müssen, obwohl seine psychische und vor allem seine physische Konstitution keineswegs die nötige Reife dazu besaß, und wer dann ohne die entsprechenden Rekreationsphasen jahrzehntelang schwere und schwerste körperliche Arbeiten zu bewältigen hatte, dessen Gesundheit wurde in all diesen Jahren dermaßen beeinträchtigt, daß ein allgemeiner Verschleiß die Regel ist.

Bei all diesen Migranten, die ein solches oder auch nur ähnliches Arbeitsleben durchgestanden haben, zeigen sich multiple Verschleißerkrankungen des Stütz- und Bewegungsapparates und vor allem der Gelenke. Obwohl zureichend bewiesen ist, daß Verschleißerkrankungen erst nach längere Zeit der Belastungsexposition zu Tage treten und daß es sich bei den «alten Migranten» aufgrund der ärztlichen Anwerbeuntersuchungen vor der Einreise um einstmals überdurchschnittlich gesunde und belastungsfähige Personen gehandelt hat, werden heute viele wegen den oft dramatisch vorgetragenen Beschwerden als Simulanten oder doch als «wehleidige Ausländer» angesehen.

Würde man sich ärztlicherseits die Mühe machen und in einer etwas intensiveren Sozialanamnese das Arbeitsleben – die Dauer und die Art der Arbeit – zu eruieren, könnte man leicht feststellen, daß eine erhebliche Anzahl dieser Population nun im Rentenalter oft länger als ein halbes Jahrhundert schwere und schwerste Arbeit geleistet hat und bei ihnen dabei «Belastungen und Risiken für Gesundheit und Arbeitsfähigkeit in außergewöhnlichem Maße kumulieren.» (Oppen, 1982: 209 f).

Psychische und psychosomatische Störungen und Erkrankungen

Aufgrund der durch die Migration bedingte Rollenänderung kommt es, wie im Vorhergehenden gezeigt, sehr häufig zu einer gravierenden Rollendiffusion, die üblicherweise mit schweren Identitätskrisen, besonders bei den männlichen Migranten, einhergeht.

Obwohl der Mann die Rollenänderung als logische Konsequenz erkennt und allgemein auch akzeptert, leidet er unter der damit verbundenen Autoritätsschwächung. Da er nicht wie traditionellerweise in seinem Heimatland dafür eine Kompensation im Außenbereich erfahren kann, sondern zudem Bestätigung hier in der Aufnahmegesellschaft nur sehr eingeschränkt oder gar nicht möglich ist, geraten ausländische Männer häufig in gravierende Identitätskrisen. Diese konfliktären Situationen äußern sich dann vor allem entweder in einer gesteigerten Aggressionsbereitschaft, insbesondere gegen seine Familienangehörigen, oder in autoaggressiver Weise und oft auch in psychischen, insbesondere auch in psychosomatischen Störungen oder Erkrankungen, die häufig die bekannten langwierigen Krankenkarrieren bedingen.

Während in jüngeren Jahren – wenn auch bescheidene – Abwechslungsmöglichkeiten diese konfliktären Befindlichkeiten noch verdrängen lassen und auch die Berufstätigkeit eine gewisse Ausgleichsfunktion erfüllen kann, treten nun im Rentnerdasein die durch die Identitätskrise hervorgerufenen Befindlichkeitsstörungen besonders hervor. Verschärft werden sie zudem noch durch die hier (im Vergleich zu ihren Herkunftsgesellschaften) übliche Geringschätzung des Alters und dessen Status und Funktion, durch geringe Renten, durch soziale Isolation und meist noch durch die rechtliche Unsicherheit.

Als Folge dieser prekären sozialen Lage werden vorwiegend funktionelle und neurotische Störungen beschrieben, wie somatisierte Depressionen, psychogene Herz- und Angstneurosen und Erschöpfungszustände (vgl. Collatz, 1989: 172 ff), und in bestimmten Populationen schwere psychiatrische Erkrankungen wie etwa paranoide Wahnvorstellungen (vgl. Kursat-Ahlers, 1990: 58 f).

Aber auch für die Frauen sind die veränderten Rollensituationen, trotz größerer emanzipatorischer Handelnskompetenz, keineswegs nur vorteilhaft gewesen und nun im Rentenalter nicht selten sogar überaus pathogen. Sie mußten, durch die hohe wirtschaftliche Zielvorgabe, die vor allem bei der türkischen Population besonders stark ausgeprägt ist, ihre angestammten Rollen als Ehefrauen, Mütter und Hausfrauen teilweise aufgeben, sie notgedrungenerweise partiell ihren Männern überlassen, bestimmte Rollensegmente vernachlässigen, andere, ungewohnte Rollen übernehmen und dies in einer fremden Lebenswelt, die ihnen keine Unterstützung gewährt. Durch diese weitgehend unvereinbaren Forderungen, zwischen familialer Innenwelt und der Außenwelt, kommt es bei vielen Migrantinnen zur Gespaltenheit zwischen den vielen unterschiedlichen Rollen sowie zur Verunsicherung hinsichtlich des adäquaten Verhaltens drinnen und draußen. Da bei den ausländischen Frauen eine Kompensation durch die Beziehungen innerhalb nachbarschaftlicher Frauengruppen – wie in den Heimatländern üblich – hier aber nicht möglich ist, führt dies nicht selten zu gravierenden Identitätskrisen. Sie äußern sich allgemein in Verstimmungszuständen, in Unruhe und Nervosität oder in dauerndem Abgespanntsein und in Antriebslosigkeit. Ausgedrückt werden diese Zustände dann meist in den Pattern der eigenen Kultur als «Moralverlust», als «Leberversagen» in vielfältiger Form, als «Nabelfall», wie dies im Kapitel 5 eingehend ausgeführt wurde (vgl. dazu auch Baymak-Schuldt, 1982: 46 ff; Sich, 1992: 8).

Daneben werden häufig psychosomatische Erkrankungen diagnostiziert wie Ulcera des Magens und des Zwölffingerdarms, chronische Rückenbeschwerden ohne orthopädische Befunde, Herzsensationen verschiedener Ausprägung, vor allem aber auch Unterbauchbeschwerden, die meist auf den Uterus projeziert werden.

Treten solche Störungen und Erkrankungen meist schon nach einigen Jahren des Aufenthaltes in der Bundesrepublik in mehr oder minder großem Umfang auf und aggravieren mit der Dauer des Aufenthaltes allgemein noch, so erreichen sie bei den «alten Migrantinnen» im Rentendasein ein oft sehr bedrohliches Ausmaß.

Stand ihr Lebensinhalt während des Arbeitsprozeßes unter dem Zeichen des Dienens für die Familie, als Helferin und oft sogar als Partnerin ihres Mannes zum baldigen Erreichen des wirtschaftlichen Zieles und dann zur sofortigen Rückkehr ins Heimatland, so ist das Rentenalter nun allgemein gekennzeichnet durch das Gefühl von Nutzlosigkeit und Passivität, durch Isolierung und Vereinsamung und bei sehr vielen vor allem durch die bisher verdrängte und nun geradezu traumatisch aufbrechende Erkenntnis der wohl unmöglichen Chance zur Rückkehr.

Viele sehen sich nun vor einem völlig gescheiterten Lebensentwurf. Zwar wurden die wirtschaftlichen Ziele weitgehend erreicht, eine ökonomische Basis für sich und die Kinder in der Heimat geschaffen, für die nun aber umsonst gearbeitet und gelitten wurde. Die Kinder haben sie an die Residenzkultur verloren – und ohne sie zurückkehren? Ihr Mann geht nun mehr und mehr seine eigenen Wege, viele andere Alte, mit denen sie früher Kontakte, ja oft Freundschaften pflegten, kehren zurück, die finanzielle Lage ist durch die meist kleine Rente schwerer geworden, auch die Wohnsituation muß meist eingeschränkt werden, insbesondere aber das Fehlen der Kinder, die ihre eigenen Wege, oft an anderen Orten, gehen, steigert das Alleinsein zur Trostlosigkeit. So bleibt vielen der «alten Migrantinnen», die nicht zurückkehren können, nur der Rückzug auf sich, auf ihre Hilflosigkeit und ihre Leiden, die sie stumm und klaglos, wie so vieles und so oft in ihrem Leben, mit großer Geduld ertragen.

12.3 Mißverständnisse in Diagnose und Therapie

Werden schon ausländische Arbeiter aufgrund unzureichend erhobener Anamnesen hinsichtlich ihrer Lebensarbeitszeit sowie Art und Weise ihrer geleisteten Arbeit nicht selten als Simulanten eingestuft oder ihre Symptompräsentation als übertrieben erachtet, so sind die medizinischen Institutionen, was die psychischen und psychosomatischen Probleme der «alten Migranten» anbelangt, oft völlig hilflos und befinden sich allgemein im selben Dilemma wie die sozialpsychologischen Beratungsstellen für «alte Migranten» (vgl. dazu auch Schulte, 1989: 76).

Da beiden Institutionen weder die soziokulturellen Hintergründe ihrer Patienten entsprechend bekannt sind noch deren prekäre intra- und extrafamiliale Lage, weder der Verlauf ihrer Arbeitstätigkeit noch Art und Umfang ihres Eingebundenseins in ein landsmannschaftliches und deutsches Beziehungsnetz und nur in ganz seltenen Fällen deren Vorstellung von Krankheit und Krankheitsäußern, geht die Diagnosestellung schlechterdings von den Implikationen aus, die bei deutschen Patienten Anwendung finden. Es ist daher nicht verwunderlich, daß die kulturspezifischen Deutungsschemata dieser ausländischen Patienten als echte Krankheitszeichen verstanden und darauf Diagnose und Therapie begründet werden, anstatt sie, im Sinne Kurt Schneiders, als «Symptome zweiten Grades» zu werten, als stereotype, traditionell vorgegebene und partiell oder ganzheitlich übernommene Reaktionsmechanismen psychophysischen oder magischen Beeinträchtigungsseins.

Nicht die Leber hat sich pathologisch verändert, nicht die Lunge ist «geschrumpft», weder «pumpt das Herz leer», noch ist der «Magen verschlossen» und genauso wenig hat der Nabel seine Lage verändert, ist aus der Mitte gewichen, sondern der Mensch hat «seine Mitte verloren», ist aus dem Gleichgewicht geraten, aus seiner Zentriertheit, und das will er uns durch diese Metapher sagen, in der Hoffnung, daß wir ihn in seiner Ganzheitlichkeit, in seiner leiblich, seelischen und sozialen Befindlichkeit, verstehen und ernst nehmen.

Können und wollen wir dies, werden wir vielen helfen können, helfen können aus einer sehr bedrückten und bedrückenden Situation herauszufinden. Sie haben unsere Hilfe wirklich verdient, denn sie haben nicht nur sich geholfen, wie allgemein angenommen wird, in den langen, langen Jahren schwerster Arbeit und Entbehrung, sondern auch uns.

Können oder wollen wir sie in ihren Äußerungen nicht verstehen, so werden wir die bereits jetzt bestehende lange Reihe der Krankenkarrieren ausländischer Migranten ganz beträchtlich verlängern und, anstatt Leid zu lindern, weiteres sehr, sehr kostspieliges Leid schaffen.

Literatur

Angerpointner, Th. und W. Ch. Hecker: Kinder ausländischer Arbeitnehmer aus kinderchirurgischer Sicht. In: Der Kinderarzt 9 und 10 (1978) 1163-1340

Baumgartner-Karabak, A. u. G. Landesberger: Die verkauften Bräute. Türkische Frauen zwischen Kreuzberg und Anatolien. Hamburg 1978

Bayaz, A.: Ich bin weder Türke noch Deutscher. Ich habe keine Heimat. In: Psychologie heute 9 (1981) 45-52

Baymak-Schuldt, M.: Ausländische Frauen in Hamburg. Gesundheitswissen – Gesundheitsverhalten. Staatliche Pressestelle, Hamburg 1982

Behrman, R.C., R. H. Kliegman, A.M. Arvin (Hrsg.): Nelson textbook of pediatrics. Philadelphia 151996

Bloomfiled, L.: Language. New York 1933

Bock, H.E.: Arzt und Patient im Gespräch. In: Material. Med. Nordmarck 34 (1987) 177-188

Böker, W.: Psychiatrie der Gastarbeiter. In: Psychiatrie der Gegenwart 3 (1975) 430-466

Bowlby, J.: Some pathological processes set in train by early mother-child separation. In: J. ment. Sci. 99 (b 1953) 265-272

Bowlby, J.: Trennung. München 1976

Bucks, U. u.a.: «Wir sind seelisch krank, automatisch und körperlich auch.» Zum Krankheitsverständnis türkischer Arbeiter. Aus: Collatz, J. u.a. (Hrsg.): Gesundheit für alle, 338-350, Hamburg 1985

Burger, H.: Über die Schlafgeburt. In: Geburtshilfe u. Frauenheilkunde 26 (1966) 962-967

Cerci, F: Die Behandlung des ausländischen Kindes in Praxis und Krankenhaus. Aus: Nieders. Soz. Minister, Ausl.beauftr.: Gesundheit im Abseits?, 86-96, Hannover 1987

Collatz, J. u.a. (Hrsg.): Ausländische Kinder im Krankenhaus. Epid. Unters. in einem Kinderkrankenhaus. In: Mschr. f. Kinderheilkunde 125 (1977) 595-596

Collatz, J.: Die Betreuung türkischer Familien im Rahmen des Modellversuchs «Aktion Familienhebamme.» Aus: Collatz, J. u.a. (Hrsg): Gesundheit für alle, 370-399, Hamburg 1985

Collatz, J. u.a. (Hrsg.): Gesundheit für alle. Die medizinische Versorgung türkischer Familien in der Bundesrepublik. Hamburg 1985

Collatz, J.: Gesundheit und Alter in der Fremde. Aus: Niedersächs. Soz.ministerium (Hrsg.): Altwerden in der Fremde, 148-200, Hannover 1989

Collatz, J.: Krankheiten, Einweisungshäufigkeit u. Krankheitsverläufe ausl. Kinder im Krankenhaus. In: Öffentl. Ges.wesen 39 (1977) 746-758

Collatz, J.: Pädagogische Implikationen der Prävention geistiger Behinderungen. Aus: Collatz, J. u. G. Flatz (Hrsg.): Geistige Entwicklungsstörungen, 19-35, Bern 1976

Collatz, J.: Probleme der gesundheitlichen Versorgung ausländischer Mitbürger am Beispiel schwangerer türkischer Frauen. Aus: Hesse, G. u.a. (Hrsg.): Krank in der Fremde, 61-106, Bad Segeberg 1986
Collatz, J. u.a. (Hrsg.): Was macht Migranten in Deutschland krank? Hamburg 1992
Collatz, J. u. K. Riebe: Versorgung ausländischer Frauen. Aus: Collatz u.a.: Perinatalstudie Niedersachsen u. Bremen, 214-237, Lübeck 1983
De Martino, E.: Sud e magia. Mailand 1959
Dietzel-Papakyriakou, M.: Eine Gerontologie der Migration? In: ISS 2 (1988) 42-44
Dornheim, J.: Probleme der intersubjektiven Verständigung über Krankheitserleben. In: Curare 14, 1/2 (1991) 61-70
Effelsberg, W. u. U. Zier (Hrsg.): Krankheitsbegriffe und Krankheitserleben. Curare Sdb. 14, Wiesbaden 1991
Emmerich, M.: Die soziale Situation von Ausländerkindern. Aus: Buchkremer, H.J. u. M. Emmerich (Hrsg.): Ausländerkinder, 54-63, Hamburg 1987
Ete, E.: Besondere psychische Krankheitsbilder türkischer Patienten. Möglichkeiten und Grenzen der Behandlung. Aus: Hesse, G. u.a. (Hrsg.): Krank in der Fremde, 140-153, Bad Seegeberg 1986
Falck, H.-R.: Ausländische Patientinnen in der gynäkolog. Praxis. Aus: Nieders. Sozialminister – Ausländerbeauftragte (Hrsg.): Gesundheit im Abseits?, 126-146, Hannover 1978
Feige, I.: Ausländerkinder als Patienten in der Universitätskinderklinik und bei niedergelassenen Kinderärzten in Freiburg. Ein sozialmed.-ethnomed. Problemaufriß. Med.Diss. Freiburg 1989.
Finkelstein, H.: Morbidität und Mortalität in Säuglingshospitälern. In: Ztschr. f. Hygiene u. Infekt. Krankheiten 28 (1898) 125-153
Finzen, A.: Arzt, Patient und Gesellschaft. Die Orientierung der ärztlichen Berufsrolle an der sozialen Wirklichkeit. Stuttgart 1969.
Fischer, G.: Versorgungsprobleme ausländischer Patienten in der ambulanten praktischen Medizin. Aus: Illhardt, F.-J. u. W. Effelsberg (Hrsg.): Medizin in multikultureller Herausforderung, 77-86, Mainz 1994
Franger, G.: Schwangerschaft und Geburt – Wie erleben sie Türkinnen in der Heimat und wie hier? In: ISS 4 (1980) 29-32
Friedmann, F.G.: The world of «La Miseria». In: Partisan Review (1953) 218-231
Friedrich, H.: Familiensoziologische Aspekte von Copingstrategien bei chronischen Krankheiten. Aus: Angermeyer, C.M. u. O. Dröhner (Hrsg.): Chronisch kranke Kinder und Jugendliche in der Familie, 9-19, Stuttgart 1981
Friessem, D.H.: Gesundheitsprobleme ausländischer Arbeiter. In: Journal G/2 (1973) 41-46
Gädeke, R.: Grundsätze für Schutz und Erziehung zur Verhütung kindlicher Vergiftungen. Aus: Trombergs, H. (Hrsg.): Poison Control – Entgiftungsprobleme, 239-249, Darmstadt 1974
Garofalo, P.: Crisi adolescenziale ed emigrazione. Aus: Moscato, M.T. (Hrsg.): Emigrazione, identità e processi educativi, 105-109, Catania 1988
Gehri, C.: Über den Einfluß sozio-kultureller Faktoren auf den Geburtsverlauf bei Migrantinnen im Vergleich zu deutschen Frauen. Diss. Med. Freiburg 1966
Geiersbach, Paul: Gott auch in der Fremde dienen. Ein Türkenghetto in Deutschland Bd. II, Berlin 1990
Goltz, D.: Krankheit und Sprache. In: Sudhoffs Archiv 53 (1969) 225-269
Greifeld, K.: Schmerz – Interdisziplinäre Perspektiven. Einleitung. In: Greifeld, K. u.a. (Hrsg.): Schmerz – Interdisziplinäre Perspektiven. Curare Sdb. 6, 9-16, Braunschweig 1988

Greverus, I.-M.: Heimweh und Tradition. In: Schweiz. Arch. f. Volkskunde 61 (1965) 1-31
Groß, J. u. Th. Bock: Entwurzelung und Leben in der Fremde. Aus: Morten, A. (Hrsg.): Vom heimatlosen Seelenleben, 13-21, Bonn 1988
Grottian, G.: Vorstellungen von Gesundheit und Krankheit bei Frauen aus der Türkei. Aus: Collatz, J. u.a. (Hrsg.): Gesundheit für alle, 280-291, Hamburg 1985
Gruber, E. u. G. Gruber: Zum Problem der Kinder ausländischer Arbeitnehmer aus der Sicht eines Weddinger Kinderarztes. Aus: Hellbrügge, Th. (Hrsg.): Die Kinder ausländ. Arbeitnehmer, 84-99, München 1980
Habermas, J.: Theorie des kommunikativen Handelns. Frankfurt/M. 1982
Häfner, H., G. Moschel u. M. Özek: Psychische Störungen bei türkischen Gastarbeitern. In: Nervenarzt 48 (1977) 268-275
Halter, E.: In principio erat verbum. In: Schweizer Monatshefte 73/1 (1993) 43-51
Harnack, G.A.v.: Die Bedeutung der Mütter für die seelische Entwicklung des Kindes. In: Dtsche med. Wochenschr. 9 (1965) 1221-1222
Hauser, G.A. u. J.E. Tapia: Ausländerinnen in der Schweiz – Andere oder mehr Frauenkrankheiten? In: Therapeutische Umschau 32,9 (1975) 552-559
Hellbrügge, Th.: Zur Problematik der Säuglings- und Kleinkinderfürsorge in Anstalten. Hospitalismus u. Deprivation. Aus: Handb. f. Kinderheilkunde Bd. III, 384-404, 1966
Henrich, D.: Die Einheit der Wissenschaftslehre Max Webers. Tübingen 1952.
Hertel, M.: Gastarbeiterkinder in der Bundesrepublik Deutschland zwischen Integration und Sonderstatus. o.O. 1978
Heule, P. (Hrsg.): Sprache, Denken, Kultur. Frankfurt/M. 1975
Hinnenkamp, V.: Foreigner, Talk und Tarzanisch. Eine vergleichende Studie über die Sprechweise gegenüber Ausländern am Beispiel des Deutschen und des Türkischen. Hamburg 1982
Husserl, E.: Phänomenologische Untersuchungen zur Konstitution. Gesammelte Werke (Husserliana)IV. Den Haag 1950
Jantzen, W.: Sozialisation und Behinderung. Gießen 1974
Jervis, G.: Il tarantismo pugliese. In: Il lavoro neuropsichiatrico 30 (1962) 270-360
Kalbe, U.: Behinderungen und deren Ursachen bei türkischen und deutschen Kindern. In: Sozialpädiatrie 8 (1986) 883-886
Katon, W. u. A. Kleinman: Doctor – Patient – Negotiation and other social strategies in patient care. In: Eisenberg, L. u. A. Kleinman (Hrsg.): The relevance of social science for medicin, 253-279, Dordrecht 1981
Kaya, D.: Traditionelle Krankheitskonzepte bei türkischen Patienten. Diss. med. Univ. Freiburg 1992
Kayankaya, I.: Erfahrung aus der Praxis einer türkischen Frauenärztin. In: ISS 3 (1980) 102-105
Kentenich, H.: Interview mit der Hebamme Perkan C. Aus: Kentenich, H. u.a. (Hrsg.): Zwischen zwei Kulturen. Was macht Ausländer krank?, 69-71, Berlin 1984
Kentenich, H. u.a. (Hrsg.): Zwischen zwei Kulturen – Was macht Ausländer krank? Berlin 1984
Kielhorn, R.: Symptomwandel bei Erkrankungen von Gastarbeitern. Aus: Kentenich, H. (Hrsg.): Zwischen zwei Kulturen – Was macht Ausländer krank?, 14-23, Berlin 1984
Kierkegaard, S.: Entweder – Oder. Ges. Werke Bd. 1 + 2. Düseldorf 1956
Klitzing, K.v.: Psychische Störungen bei ausländischen Arbeiterkindern. Aus: Kentenich, H. u.a. (Hrsg.): Zwischen zwei Kulturen. Was macht Ausländer krank?, 138-147, Berlin 1984

Kluge, K.-J.: Behinderte Kinder «erzeugen» behinderte Eltern. In: Sozialpädiatrie 4 (1982) 97-99
Koch, E. u.a. (Hrsg.): Psychologie u. Pathologie der Migration. Deutsch-türkische Perspektiven. Freiburg i.Br. 1995
König, E.: Betreuung von türkischen Kindern und Jugendlichen durch das Gesundheitsamt. Aus: Hesse, G. u.a. (Hrsg.): Krank in der Fremde, 183-192, Bad Segeberg 1986
König, K. u.a. (Hrsg.): Oya. Fremde Heimat Türkei. München 1988
Köttgen, V.: Die Bekämpfung des Hospitalismus. In: Gesundheitsfürsorge 3 (1953) 153-159
Korporal, J.: Ansätze und Ergebnisse der Erforschung der gesundheitlichen Folgen der Arbeitsmigration. Aus: Hesse, G. u.a. (Hrsg.): Krank in der Fremde 35-60, Bad Segeberg 1986
Korporal, J.: Zur gesundheitlichen Situation der ausländischen Bevölkerung in der Bundesrepublik. In: Psychomed 2 (1990) 11-16
Krasberg, U.: Schwangerschaft und Geburt bei Frauen aus der Türkei. Aus: Meyer-Ehlert, B. u. U. Schneider-Wohlfart (Hrsg.): Gesundheitsbildung und -beratung mit Ausländerinnen, 119-132, Berlin 1986.
Kroeger, A. u.a. (Hrsg.): Der Umgang mit Krankheit in türkischen und deutschen Arbeiterfamilien. Inst. f. Tropenhyg. d. Univ. Heidelberg. Heidelberg 1986
Kürsat-Ahlers, E.: Die Bedeutung der Mutter im bikulturellen Identitätsfindungsprozeß türkischer Mädchen. In: ISS 4 (1986) 82-85
Kürsat-Ahlers, E.: Gefühle in der Fremde. Aus: Collatz, J. u.a. (Hrsg.): Was macht Migranten in Deutschland krank?, 69-82, Hamburg 1992
Kühl, J.: Die Situation behinderter und von Behinderung bedrohter ausländischer Kinder in der Bundesrepublik Deutschland im Spiegel der kinderärztlichen Literatur. Aus: Kentenich, H. u.a. (Hrsg.): Zwischen zwei Kulturen. Was macht Ausländer krank?, 101-109, Berlin 1984
Kuntner, L.: Die Geburtshilfe in der europäischen Volksmedizin. Aus: Bartel, C. (Hrsg.): Heilen und Pflegen. In: Hess. Blätter f. Volks- und Kulturforschung, Bd. 19 (1986) 123-137
Land, F.-J.: Ausländische Arbeiterfamilien in der Medizin. Tendenzen der med. Problemdefinition am Beispiel der Literatur zur Geburtshilfe. In: Informationsdienst zur Ausländerarbeit, ISS 1 (1983) 69-71
Langmeier, J. u. Z. Matejcek: Psychische Deprivation im Kindesalter. München 1978
Lattey, E.: Sprachen im Kontakt. Aus: Bausinger, H. (Hrsg.): Ausländer – Inländer. Arbeitsmigration u. kulturelle Identität, 111-128, Tübingen 1986
Leboyer, F.: Der sanfte Weg ins Leben. Pinkafeld 1974
Lehmkuhl, U.: «So kann's nicht weitergehen.» Psychogene Gangstörung und transkultureller Konflikt. In: ISS 1 (1983) 78-81
Leininger, M.: Transcultural Nursing. New York 1978
Levi, C.: Christus kam nur bis Eboli. Berlin 1960
Leyer, E.M.: Der Schmerz im therapeutischen Dialog mit türkischen Patienten der psychosomatischen Klinik. In: Curare 6 (1989) 35-41
Leyer, E. M.: Migration, Kulturkonflikt und Krankheit. In: Beitr. z. psycholog. Forschung 24, Opladen 1991
Linton, R.: The study of Man. New York 1936
Loew, D. u. P. Schank: Bericht über 7000 Geburten in einem mittleren Krankenhaus unter Berücksichtigung der Geburtsverläufe bei Ausländerinnen. In: Zbl. f. Gynäkologie 88 (1966) 23-31

Majewski, E. u.a.: Probleme der Versorgung behinderter und von Behinderung bedrohter Kinder ausländischer Arbeitnehmer. Aus: Hellbrügge, Th. (Hrsg.): Die Kinder ausländischer Arbeitnehmer, 248-273, München 1980
Malhotra, M.K.: Verhalten türkischer Gastarbeiterkinder bei stationärem Krankenhausaufenthalt. In: Sozialpädiatrie 6 (1984) 294-296
Mendez-Bauer, C. u.a.: Vorteile und Nachteile verschiedener Stellung während der Geburt. Aus: Schiefenhövel, W. u. D. Sich (Hrsg.): Die Geburt aus ethnomedizinischer Sicht, 77-80, Curare Sonderband 1, 83, Wiesbaden 1986
Meisel, J.: Ausländerdeutsch und Deutsch ausländischer Arbeiter. In: LiLi 18 (1975) 9-53
Menzel, K.: Das ärztliche Gespräch. Betrachtung eines Klinikers. Aus: Biermann, G. (Hrsg.): Das ärztliche Gespräch um Kinder und Jugendliche, 11-18, München 1986
Meyer-Ehlert, B. u. U. Schneider-Wohlfart: «Ich wußte überhaupt nichts über das Gebären ...» Aus: Meyer-Ehlert u. U. Schneider-Wohlfart (Hrsg.): Gesundheitsbildung und -beratung mit Ausländerinnen, 19-32, Berlin 1986
Morten, A. u.a. (Hrsg.): Vom heimatlichen Seelenleben. Bonn 1988
Mühlmann, W.E.: Homo Creator. Wiesbaden 1962
Mühlmann, W.E.: Kindheit und Jugend in traditionellen und progressiven Gesellschaften. Aus: Jugend in der Gesellschaft 79-97, München 1975
Mühlmann, W.E.: Soziologische u. sozialpsychologische Probleme italienischer Gastarbeiter. In: Der medizinische Sachverständige 63 (1967) 35-49
Mühlmann, W.E. u. R. Llaryora: Strummula siciliana. Studia ethnologica, 5. Meisenheim 1973
Muus, R.E.: Familiendynamik bei behinderten Kindern. In: Der Kinderarzt, 15 (1984) 661-667
Narroll, F.R. u. F. Narroll: Position of women in childbirth. In: Am. Journal of Obst. 64 N (1961) 943-954
Nimtz-Kösler, R.: Was ist an der Geburt im Taxi denn natürlich? In: Spiegel 43 (1986) 278-288
Odent, M.: Die Geburt des Menschen. München 1980
Odent, M.: Stellungen bei der Geburt und Gegenkultur. Aus: Schiefenhövel, W. u. D. Sich (Hrsg.): Die Geburt aus ethnomedizinischer Sicht. Aus: Curare Sonderband 1/1983, 57-64, Wiesbaden 1986
Olbing, H. u.a. (Hrsg.): Kinder ausländischer Arbeitnehmer im stat. Patientengut einer pädagogischen Schwerpunktsklinik. Aus: Hellbrügge, Th. (Hrsg.): Kinder ausländischer Arbeitnehmer, 54-69, München 1980
Oppen, M.: Ausländerbeschäftigung, Gesundheitsverschleiß und Krankenstand. Aus: Collatz, J. u.a. (Hrsg.): Gesundheit für alle, 196-212, Hamburg 1985
Ortega y Gasset, J.: Miseria y esplendor de la traducción. Elend und Glanz der Übersetzung. München 1977
Özek, M.: Soziale Umstrukturierung als Provokationsfaktor depressiver Psychosen. In: Probleme d. provok. depr. Psychosen. Int. Sympos., 109-115, Graz 1971
Pfaundler, M. v.: Anstaltsschäden an Kindern. In: Monatsschr. f. Kinderheilkunde 29 (1925) 611-619
Pfaundler, M. v.: Physiologie des Neugeborenen. Aus: Döderlein, A. (Hrsg.): Handbuch der Geburtshilfe, 725-731, Wiesbaden 1915
Pflanz, M., O. Hasenknopf u. P. Costas: Blutdruck u. funktionelle Beschwerden bei Gastarbeitern, ein transkultureller Vergleich. In: Arbeitsmed., Sozialmed., Arbeitshygiene 5 (1967) 181-185
Pfleiderer, B. u. W. Bickmann: Krankheit und Kultur. Eine Einführung in die Ethnomedizin. Berlin 1985

Pitré, G.: Usi e costumi, credenze e pregiudizi del popolo siciliano, Bd. 4, Florenz 1952
Poeck, K.: Hypochondrische Entwurzelungsdepressionen bei italienischen Gastarbeitern in Deutschland. In: Dtsche med. Wochenschrift 28 (1962) 1419-1424
Polimeni, V.: Senioren im Centro Italiano in Stuttgart. In: ISS 2 (1988) 38-39
Portera, A.: Europei senza Europa. Catania 1990
Posner-Landsch, M.: Kommunikationsstörungen zwischen ausländischen Patientinnen und einheimischen Ärzten/Ärztinnen. Aus: David, M., Th. Borde u. H. Kentenich (Hrsg.): Migration und Gesundheit, 59-79, Frankfurt/M. 1998
Rehbein, J. (Hrsg.): Interkulturelle Kommunikation. Tübingen 1985
Rehbein, J.: Medizinische Beratung türkischer Eltern. Aus: Rehbein, J. (Hrsg.): Interkulturelle Kommunikation, 349-371, Tübingen 1985
Reimann, H.: Die Wohnsituation der Gastarbeiter. Aus: Reimann, H. u. H. Reimann (Hrsg.): Gastarbeiter, 131-148, München 1976
Reinbach, E.: Schwangerschaften und Geburt bei Ausländerinnen. In: Archiv f. Gynäkologie 204 (1967) 293-295
Read, G.D.: Der Weg zur natürlichen Geburt. Hamburg 1969
Riebe, K. und J. Collatz: Geburtshilfliche Versorgung türkischer Frauen. Eine sozialepidemiologische Perinatalstudie Niedersachsen u. Bremen. Aus: Collatz, J. u.a. (Hrsg.): Gesundheit für alle, 230-254, Hamburg 1985
Riedesser, P.: Die psychische Gefährdung der Gastarbeiterkinder. Aus: Caritasjahrbuch, 133-137, Freiburg 1982
Riedesser, P.: Psychische Störungen bei ausländischen Arbeitnehmern in der BRD. Aus: Jahrb. d. dtsch. Caritasverb., 161-171, Freiburg 1973
Risso, M. u. W. Böker: Verhexungswahn. Ein Beitrag zum Verständnis von Wahnerkrankungen süditalienischer Arbeiter in der Schweiz. Bibl. Psych. et Neurol. 124, Basel 1964
Roberts, J.E.: A perspective of maternal postition during labor. In: Journ. of perin. med. 8 (1980) 255-264
Röder, F.: Die Bedeutung der Hodschas für die Betreuung türkischer psychiatrischer Patienten. Aus: Jaede, W. u. A. Portera (Hrsg.): Ausländerberatung. Kulturspezifische Zugänge in Diagnostik u. Therapie, S. 127-137, Freiburg 1986
Rosen, R.: Die Gesundheit der ausländ. Frauen. In: ISS, 3 (1981) 29-31
Rühmland, E.: Frauen im Spannungsfeld zwischen Erwerbstätigkeit und Familie. Freiburg i.Br. 1991
Ruhkopf, H.: Transkulturelle Aspekte im Krankheits- und Therapieverständnis sowie im Krankheitserleben türkischer Immigranten in der BRD. Med. Diss. Freiburg 1992
Ruhkopf, H., E. Zimmermann, S. Bartels: Das Krankheits- und Therapieverständnis türkischer Migranten in der BRD am Beispiel der Eltern türkischer Patientenkinder in der Universitätskinderklinik Freiburg. Aus: Nestmann, F. u. Th. Niepel (Hrsg.): Beratung von Migranten, 233-251, Berlin 1993
Saurwein, A.: Entbindung bei Ausländerinnen, zugleich ein Beitrag zur Frequenz und Indikationsstellung der abdominalen Schnittentbindung. In.: Geburtshilfe u. Frauenheilk. 29 (1969) 728-734
Şaştımdur, G.: Migranten und Krankheitstheorien. Aus: Koch, E. u.a. (Hrsg.): Psychologie der Migration, 238-239, Freiburg 1995
Schäfer-Böker, G.: Chronisch kranke und behinderte Gastarbeiterkinder. Med. Diss. Freiburg i.Br. 1986
Schäfer-Böker, G.: Die Folgen einer chronischen Erkrankung / Behinderung für das familiäre System. Aus: Buchkremer, H.J. u. M. Emmerich (Hrsg.): Ausländerkinder, 77-100, Hamburg 1987

Scheppe, K.J.: Kinder ausl. Arbeitnehmer im Kinderkrankenhaus a.d. Lachnerstr. i. München – 1977. Aus: Hellbrügge, Th. (Hrsg.): Die Kinder ausl. Arbeitnehmer, 48-53, München 1980
Schepker, R.: Zur Komplexität der Zusammenhänge von «Risikofaktoren», Kontrollüberzeugungen und psychiatrischen Erkrankungen bei Jugendlichen türkischer Herkunft. Aus: Koch, E. u.a. (Hrsg.): Psychologie u. Pathologie der Migration, 257-266, Freiburg i.Br. 1995
Schiefenhövel, W.: Der ethnomedizinische Beitrag zur Diskussion um die optimale Geburtshilfe. Aus: Schiefenhövel, W. u. D. Sich (Hrsg.): Die Geburt aus ethnomed. Sicht, 241-246, Curare Sonderband 1,83, Wiesbaden 1986
Schipperges, H.: Motivation und Legitimation des ärztlichen Handelns. Aus: Schipperges, H., E. Seidler u. P. Unschuld (Hrsg.): Krankheit, Heilkunst, Heilung, 447-489, Freiburg 1978
Schliemann, F. u. G. Schliemann: Über den Geburtsverlauf bei Ausländerinnen. In: Geburtsh. u. Frauenheilk. 35 (1975) 210-217
Schliemann, F. u. G. Schliemann: Über den Geburtsverlauf bei Ausländerinnen. In: Therapeutische Umschau 32 (1975): 564-570
Schmidt, E.: Morbidität und Mortalität der Kinder ausl. Arbeitnehmer. Aus: Hellbrügge, Th. (Hrsg.): Die Kinder ausl. Arbeitnehmer, 16-21, München 1980
Schmidt, W.: Der Wandel des Krankheitsbildes bei ausl. Kindern an einer pädiatrischen Schwerpunktklinik. Med. Diss. Freiburg i.Br. 1993
Scholz, D.: Ergebnisse der Einschulungsuntersuchungen von Ausländerkindern in Berlin (West). In: Sozialpädiatrie 2 (1980) 116-119
Scholz, D.: Zur gesundheitlichen Situation von Schulanfängern. In: Sozialpädiatrie 5 (1983) 111-114
Schulte, A. u. D. Tan: Ältere Ausländer in Niedersachsen. Aus: Nieders. Sozialminist. (Hrsg.): Altwerden in der Fremde, 32-103, Hannover 1989
Schulte, A.: Zur spezifischen Lebenssituation älterer Migrantinnen in der Bundesrepublik Deutschland. In: ISS 3 (1993) 26-35
Schultze-Naumburg, R. u. G. Scholtes: Entbindungen bei Ausländerinnen. In: Med. Klinik 71 (1976) 63-67
Sciascia, L.: Feste religiose in Sicilia. Baria 1965
Sciascia, L.: Der Tag der Eule. Olten 1964
Sehban-ul-Hind: Die Medizin der Propheten. New Dehli 1987
Seidler, E.: Krankheit und Gesundheit. Aus: Seidler, E. (Hrsg.): Wörterbuch med. Grundbegriffe, 172-182, Freiburg 1979
Seidler, E.: Primärerfahrung von Not und Hilfe. Aus: Schipperges, H., E. Seidler u.a. (Hrsg.): Krankheit, Heilkunst, Heilung, 399-418, Freiburg 1978
Seidler, E.: Probleme der Tradition. Aus: Blohmke, M. u.a. (Hrsg.): Handbuch der Sozialmedizin, 47-77, Stuttgart 1975
Seifer, M.: Krankheit und Kranksein. Med. Diss. Freiburg 1991
Shorter, E.: Der weibliche Körper als Schicksal. Zur Sozialgeschichte der Frau. München 1984
Sich, D.: Die medizinische Bedeutung der Kultur. Aus: Herrenalber Protokolle 91, Hauptsache Gesundheit, 7-20, Karlsruhe 1992
Siegrist, J.: Lehrbuch der medizinischen Soziologie. München 1977
Sievers, S.: Ausländ. Patientinnen i.d. Frauenklinik Mannheim der Univ. Heidelberg. In: Fortschr. d. Med. 92 (1974) 1007-1008
Sontag, S.: Krankheit als Metapher. München 21980
Spitz, R. u. K. Wolf: Anaclitic depression. In: Psychoanl. Stud. Child 2 (1946) 313-342

Spitz, R.: Hospitalism. In: Psychoanl. Stud. Child 1 (1945) 53
Stickl, H. u. M. Wohlgemuth: Infektionskrankheiten bei Kindern ausl. Arbeitnehmer. Aus: Hellbrügge, Th. (Hrsg.): Die Kinder ausl. Arbeitnehmer, 197-221, München 1980
Straube, H.: Türkisches Leben in der Bundesrepublik. Frankfurt/M. 1987
Theilen, I.: Der Einfluß des Islam auf Leidens- und Krankheitsverhalten türkischer Menschen in der Bundesrepublik. Aus: Hesse, G., R. Meyer u. V. Pasero (Hrsg.): Krank in der Fremde, 106-139, Ev. Akad. Nordelbien Dok. 11, Bad Segeberg 1986
Theilen, I.: Überwindung von Sprachlosigkeit türkischer Patienten in der Bundesrepublik: Versuch einer ganzheitlichen Medizin mit türkischen Patienten als Beitrag zur transkulturellen Therapie. Aus: Collatz, J.: Gesundheit für alle. 292-322, Hamburg 1985
Tomasi di Lampedusa, G.: Der Leopard. München 1968
Troschke, J. v.: Das Kind als Patient im Krankenhaus. München 1974
Troschke, J. v.: Verhaltensstörungen bei Kindern nach einem kurzen Krankenhausaufenthalt. In: Ztschr. f. Psychoth. u. med. Psychol. 22 (1972) 45-54
Twaddle, A.C.: Sickness und Sickness Career, Some Implications. In: Eisenberg, L. u. A. Kleinman (Hrsg.): The Relevance of Social Science for Medicine, 111-133, Dordrecht 1981
Uzarewicz, Ch. u. G. Piechotta (Hrsg.): Trankskulturelle Pflege. Berlin 1997
Wanzura, W. (Hrsg.): Der moslemische Patient. Altenberg 1990
Weber, M.: Gesammelte Aufsätze zur Soziologie u. Sozialpolitik. Tübingen 1924
Weber, M:: Gesammelte Aufsätze zur Wissenschaftslehre. Tübingen 41973
Werhahn, P.: Betreuung behinderter ausl. Kinder und ihrer Familien aus der Sicht des niedergel. Kinderarztes. Aus: Buchkremer, H. J. u. M. Emmerich: Ausländerkinder, 66-76, Hamburg 1987
Werhahn, P.: Probleme der Ausländerkinder aus der Sicht des Kinderarztes. In: Der Kinderarzt 9 (1978) 643-648
Winkler, B.: Älterwerden in der Bundesrepublik. In: ISS 2 (1988) 36-37
Wiskott, A., K. Betke u. W. Künzer (Hrsg.): Keller-Wiskott – Lehrbuch der Kinderheilkunde. Stuttgart 1977
Wittlinger, H. u.a.: Schwangerschaft und Geburt bei Gastarbeiterinnen. In: Med. Klinik 72 (1977) 33-38
Wittlinger, H. u.a.: Zur Problematik der Ausländerentbindung. In: Geburtsh. u. Frauenheilk. 31 (1971) 1174-1183
Zander, J.: Heutige Geburtshilfe. Ungeteilte Aufmerksamkeit f. Mutter u. Kind. In: Therapeutische Umschau 38,10 (1981) 940-943
Zimmermann, E.: Akademisierung der Krankenpflege – ein Korrektiv des Pflegenotstandes? In: Deutsche Krankenpflegezeitschrift 46 (1993) 784-789
Zimmermann, E.: Ausländische Kinder – Gesundheitlicher Zustand und Risiken. In: ISS 1 (1983) 58-61
Zimmermann, E.: Ausländische Patientenkinder in der Universitätskinderklinik Freiburg. Ein statistischer Überblick. Unveröff. MS.
Zimmermann, E.: Chronische Erkrankungen und Behinderungen bei Ausländerkindern. Aus: Schmitt, G.M. u.a. (Hrsg.): Kindheit und Jugend mit chronischer Erkrankung, 65-72, Göttingen 1996
Zimmermann, E.: Emigrationsland Süditalien. Eine kulturanthropologische u. sozialpsychologische Analyse. Tübingen 1982
Zimmermann, E.: Gesundheitliche Lage und psychosoziale Probleme ausländischer Kinder in der BRD. Aus: Koch, E. u.a. (Hrsg.): Psychologie und Pathologie der Migration, 246-256, Freiburg 1995

Zimmermann, E.: Gesundheitliche Situation und Probleme der medizinischen Versorgung ausländischer Migrantenkinder. Aus: Weltgesundheitsbroschüre, 211-221, Bonn 1983

Zimmermann, E.: Inkompabilität von Krankheitskonzepten und transkulturelle Mißverständnisse. In: Curare 9 (1986) 149-154

Zimmermann, E.: Krankheit und Kranksein aus soziokultureller Sicht. Ein Beitrag zur Medizin der Migration. In: Curare Sonderband 2 (1984) 87-96

Zimmermann, E.: Kulturspez. Deutungsmuster psychischer u. somatischer Erkrankungen bei Migranten in der Bundesrepublik. In: Ausländerkinder 7 (1981) 30-45

Zimmermann, E.: Die ökonomischen und soziokulturellen Kausalfaktoren der traditionellen Erziehungseinstellungen in Süditalien. In: Ausländerkinder 4 (1980) 2-20

Zimmermann, E.: Transkulturelle Konzepte von Krankheit und Kranksein. Aus: Bausinger, H. (Hrsg.): Ausländer – Inländer, 99-110, Tübingen 1985

Zimmermann, E.: Was wollen sie denn noch alles für Ihre ausländischen Patienten? 20 Jahre Betreuung ausländischer Kinder im Krankenhaus. Aus: David, M., Th. Borde u. H. Kentenich (Hrsg.): Migration u. Gesundheit, 145-152, Frankfurt/M., 1998

Zimmermann, E.: Zur Situation ausländischer Eltern und ihrer Kinder. Aus: Biermann, G. (Hrsg.): Handbuch der Kinderpsychotherapie, 299-309, München 1992

Zimmermann, E. u. W. v. Petrykowski: Magische Krankheitsvorstellungen ausländ. Eltern als Problem in der Pädiatrie. In: Der Kinderarzt 9 (1983) 1113-1122

Zimmermann, E., P. Riedesser u. F. Schindera: Abnorme Reaktion oder kulturelle Mißverständnisse. In: Klinische Pädiatrie 194 (1982) 48-51

Zborowski, M.: Cultural Components in response to pain. In: J. Soc. Issues 8 (1952) 16-30

Zwingmann, Ch. A.: Auswirkung der nostalgischen Reaktion auf das Verhalten ausländischer Arbeitnehmer. Aus: Stirn, H. (Hrsg.): Ausländische Arbeitnehmer im Betrieb, 70-81, Frechen 1964

Zwingmann, Ch.: Die Heimwehreaktion alias «patho-patridalgia». In: Archiv Psychiat. Nervenkr. 201 (1961) 445-451

Sachregister